発達障害の人が見ている世界

秒懂過動與自閉的內心世界

岩瀨利郎——著
林詠純——譯

你身邊那些
有一點點「難相處」的人，
眼中所見的世界
也許與我們大不相同。

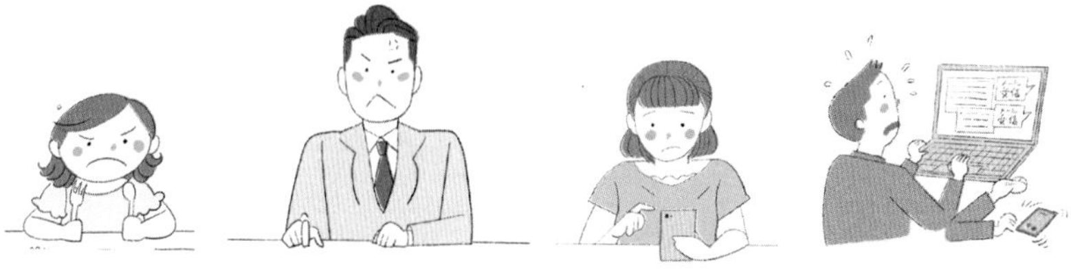

前言

這樣的人並不罕見

不帶惡意地說出冒犯別人的話、屢次違背承諾或遲到、動不動就哭泣或生氣……

這些人有那麼一點讓人覺得「難相處」，而一直以來，他們的言行舉止都被認爲是性格或個人氣質的問題。但最近發現，他們之中有很大一部分，其大腦具備了某種特質，其中一種就是「發展障礙」。

三十多年來，我曾接觸過許多住院與門診病人，診治超過一萬名有發展障礙或其他精神疾病的人，或是因這樣的傾向而感到困擾或煩惱的人。

在此過程中，我多次體會到一件事情，那就是：
有發展障礙的人與「典型發展」（typical development）的人，
在理解與感受事物的方式上有很大的不同。
換句話說，他們**眼中的世界或許跟一般人不太一樣**。

目前爲止，仍有不少發展障礙者，
動不動就被貼上「有點古怪」「白目」「邋遢」「能力差」等標籤。
如果身邊有這樣的人，確實有可能因爲不知該怎麼和他們相處而覺得有壓力；
而且兒童的症狀往往比成人更嚴重，家長們也有可能因此覺得更辛苦。

事實上，發展障礙者自己也承受著巨大的壓力。
他們可能在小時候就因爲「有點奇怪」而遭到霸凌，
在長大成人後也可能不斷吃虧，並因此變得自卑。

正如同周遭的人無法理解他們的言行，
他們往往也因爲不懂其他人所謂的「普通」到底是什麼，而備感困惑。

這些難以理解的言行，既不是當事人的人格問題，也不是因爲他們不夠努力。倒不如說，不論成人或孩童，當事人非常拚命的情況反倒更常見。

簡單來說，**發展障礙是大腦功能方面的一種特質**。

現在已經知道，具有發展障礙的人，
他們的大腦比一般人更缺乏**判斷狀況、推測他人情緒的能力**。
這是大腦先天性的問題，很難光靠當事人的努力改變自己的言行。

在此，讓我稍微說明一些數據。

根據日本文部科學省在二〇一九年發表的報告可以知道，資源班的學童中，
ADHD（注意力不足過動症）的人數從二〇〇六年的一六三一人，
增加到二〇一九年的二四七〇九人，在過去十三年裡增加了約十五倍。
ASD（自閉症類群障礙）的學童則從二〇〇六年的三九一二人，

增加到二〇一九年的二五六三五人，成長了約六．五倍。
這兩種症狀都屬於發展障礙。
除此之外，懷疑自己有發展障礙而前來諮詢的人也變多了，
因此在成年人身上，或許同樣也有發展障礙人數增加的情況。

當然，具有發展障礙的人數不會突然變多，
而是隨著媒體對發展障礙的報導越來越普遍，
懷疑自己或身邊親友可能有發展障礙的人於是開始前來就診。

這同時也表示，以前許多具有這些特質的人都沒有被發現是發展障礙，
因此在成長過程中，一直暗自苦惱。
具有發展障礙特質的人，絕不罕見。

舉例來說……

你身邊有這樣的人嗎？

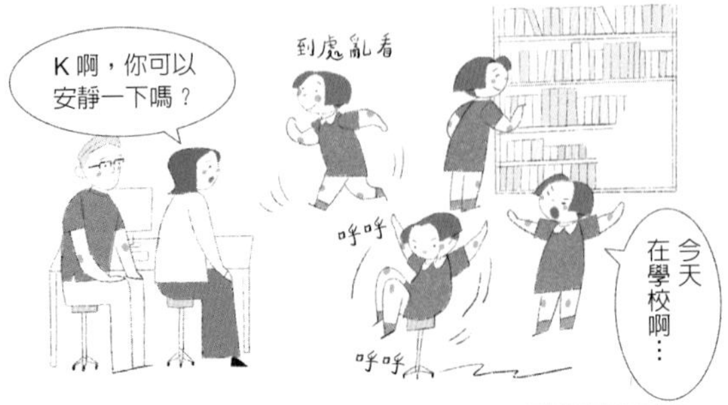

K啊，你可以
安靜一下嗎？
到處亂看
呼呼
呼呼
今天在學校啊⋯⋯

無法安靜片刻，總是走來走去或動來動去

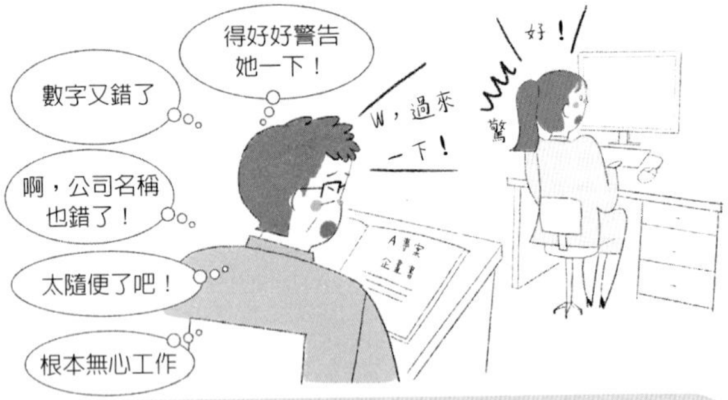

數字又錯了
得好好警告
她一下！
W，過來一下！
好！
驚
啊，公司名稱
也錯了！
太隨便了吧！
根本無心工作

總是遲到、健忘，經常因為粗心而出錯

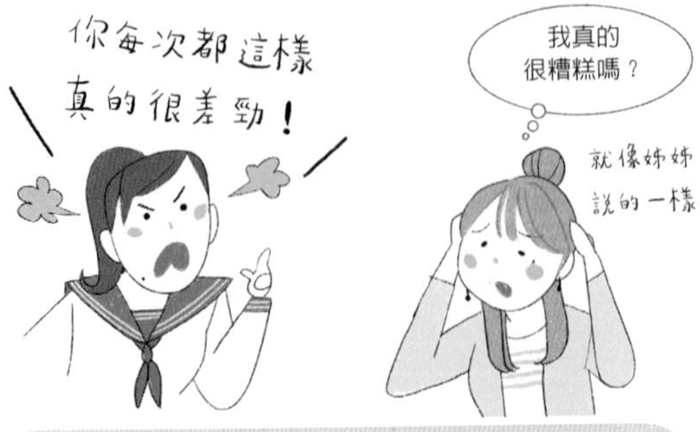

你每次都這樣
真的很差勁！
我真的
很糟糕嗎？
就像姊姊
說的一樣

容易自卑，只要遭到指責就心情低落

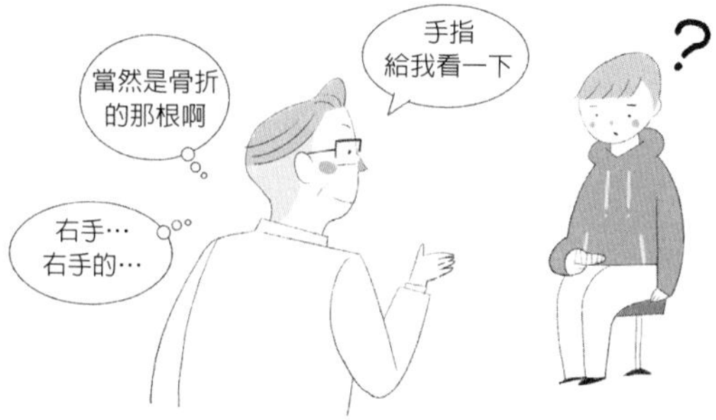
手指
給我看一下
當然是骨折
的那根啊
右手…
右手的…
?

對話無法成立，不會看別人的臉色

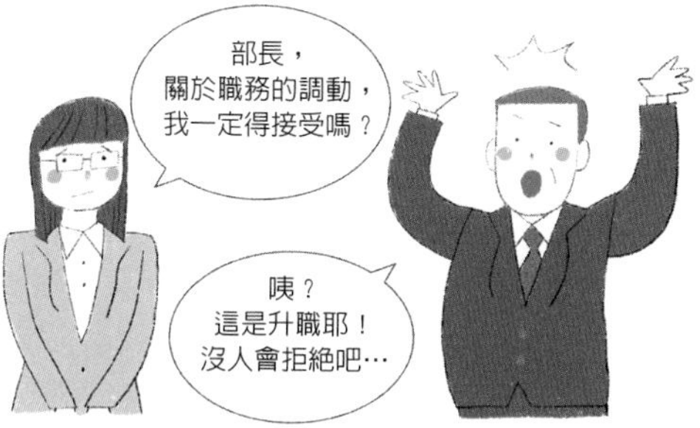
部長，
關於職務的調動，
我一定得接受嗎？
咦？
這是升職耶！
沒人會拒絕吧…

極度討厭變化，總是依照相同的規則

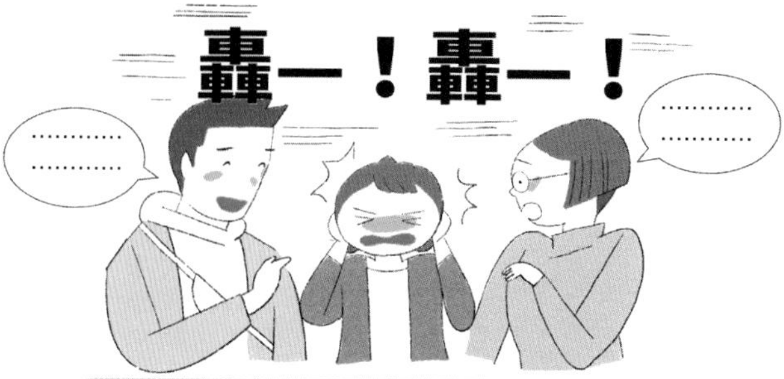
轟ー！轟ー！
…………
…………
…………
…………

討厭太大的聲音，也無法搭電車

那麼，該怎麼辦呢？

首先，最重要的是，當事人與周遭的人都能正確理解發展障礙並採取對策。
因爲只要一點點呼籲，再養成一些習慣、稍微試著改變想法，
就能減輕彼此難受與焦慮的感覺。

我想透過本書介紹「發展障礙者眼中的世界」。
並針對「爲什麼那個人會說那種話、做那種事」的疑問，具體說明原因。
同時也會介紹與他們溝通的方法。

衷心期盼能有更多人閱讀本書，促進對發展障礙的理解，
多少減輕發展障礙者在生活中所面臨的痛苦與旁人的困擾。

目次 CONTENTS

第1章 溝通的困擾

第2章 行為的困擾

第3章 發展障礙者的優點與強項

序　章

首先就從了解開始！

什麼是發展障礙？

那些抱著痛苦的

ADHD、ASD 人們

發展障礙不是疾病，而是大腦的「特質」

我在〈前言〉中提到，發展障礙是「大腦功能方面的一種特質」。

雖然原因仍不清楚，但一般認爲，發展障礙者的大腦在某些方面的運作有所偏差，譬如想像他人情緒的「眼眶額葉皮質」、表現情緒的「大腦邊緣系統」、控制來自腦幹指令的「前額葉」（尤其是前額葉皮質），以及與情緒波動、同理心及自我意識有關的「腦島皮質」等。

大腦邊緣系統是掌管喜怒哀樂、愉快與否等情緒的部分。無法壓抑自己的情緒，衝動哭泣、大笑或生氣等發展障礙所具有的特質，或許就是因爲大腦邊緣系統過度敏感，或是能抑制大腦邊緣系統運作的大腦新皮質功能較弱的緣故。

此外，人類的大腦中，腦幹等較早發展的舊腦經常發出「採取行動」的加速訊號，前額葉則會發出抑制其作用的煞車訊號。所以也有人指出，ADHD的過動傾向，或許就是因爲負責煞車的前額葉缺乏作用。

現在也已經知道，分隔前額葉與顳葉的大溝槽（外側溝）深處的腦島皮質也與發展障礙有關。腦島皮質具有監測現在自己的情緒是悲傷或快樂的作用。而有ASD的人似乎缺乏這方面的能力，所以無法順利將自己的情緒展現在臉上，或是用語言表達出來。

這些先天性的大腦功能偏差不是疾病，頂多算是一種「特質」。所謂有發展障礙的人們，其實也只是大腦太有特色罷了，這些特質與「個性」大不相同，因爲個性除了先天條件之外，家庭環境與教育等後天培養的部分也有重大的影響。

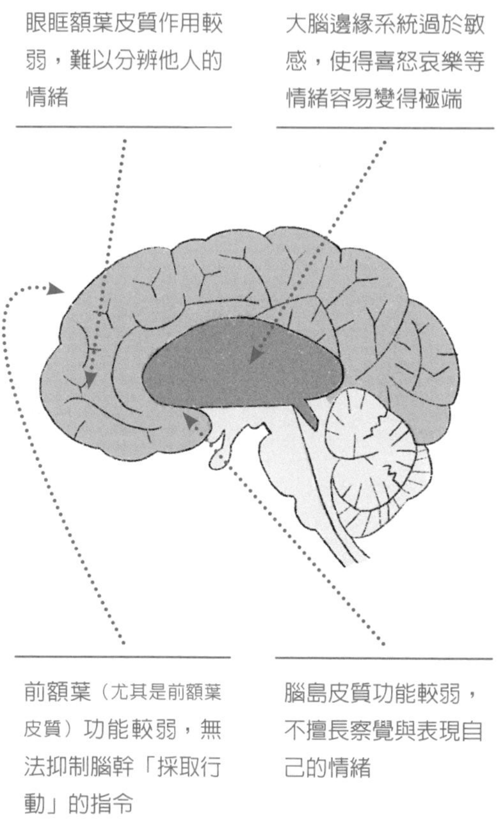
眼眶額葉皮質作用較弱，難以分辨他人的情緒
大腦邊緣系統過於敏感，使得喜怒哀樂等情緒容易變得極端
前額葉（尤其是前額葉皮質）功能較弱，無法抑制腦幹「採取行動」的指令
腦島皮質功能較弱，不擅長察覺與表現自己的情緒

眼眶額葉皮質、內側前額葉皮質、腦島皮質等部位與溝通能力極度相關，因此也被稱為「社會腦」。長久以來，發展障礙多半只靠行為特徵加以診斷，開始關注大腦則是相當近期的事。在今後的研究中，應該更能了解發展障礙與大腦的關聯性。

注意力散漫，導致頻頻出錯的ADHD

ADHD的譯名為「注意力不足過動症」，正如這個名稱，它以「缺乏專注力」「過動與衝動」等特質而廣為人知。

這些人的注意力往往十分渙散、健忘，在工作中常因粗心大意而頻頻出錯，也不擅長維持注意力，因此無法完成細緻的工作或同時進行多項作業（多工），還時常漏聽別人的話。經常遲到、不擅長整理、無法井然有序地安排事物等，也往往是因為缺乏專注力所致。

此外，有ADHD的人很難靜得下來，身體總是有某個部位動來動去的。由於他們總是想到什麼就做什麼，因此經常做出不顧後果或危險的行動，說話時也常常前言不對後語、跳來跳去的。看在旁人眼中，總覺得這些人思慮不周。除此之外，這些人也容易有衝動購物之類的浪費行為，或是說話不經大腦的情形。如果發生在學童身上，即使在上課時間，他們也可能會站起來到處走動。

無論是「缺乏專注力」，還是「過動與衝動」，通常都會隨著成長而改善。不過即使長大成人，這些特質在一定程度上還是會保留下來，不管再怎麼努力改善，仍有極限。

除了這兩項特質外，我認爲ADHD可能還有另一項重要的特質，就是「容易受傷害」。關於這點，在美國精神醫學會所發行的《DSM-5》（《精神疾病診斷與統計手冊》第五版）中也有記載。

ADHD的人即使在成年後，也可能會因爲反覆犯錯、得不到認可，而導致自信低落。我常覺得，很多有ADHD的人都因爲擔心再次失敗，所以對於被拒絕非常敏感，於是近年來開始被稱爲「高敏感族」，也就是所謂的HSP。

ADHD 的三大特質

過動、衝動

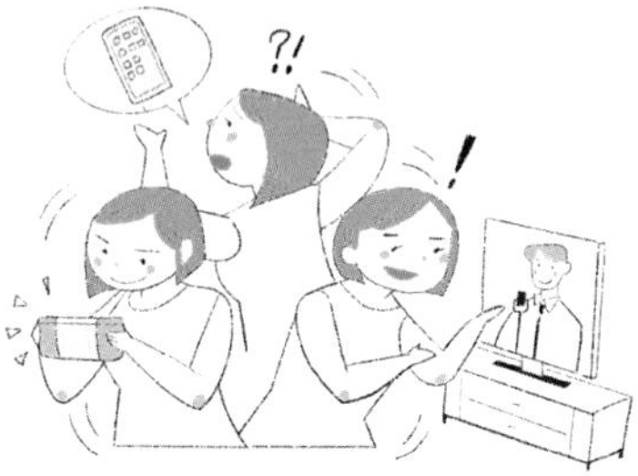

缺乏專注力

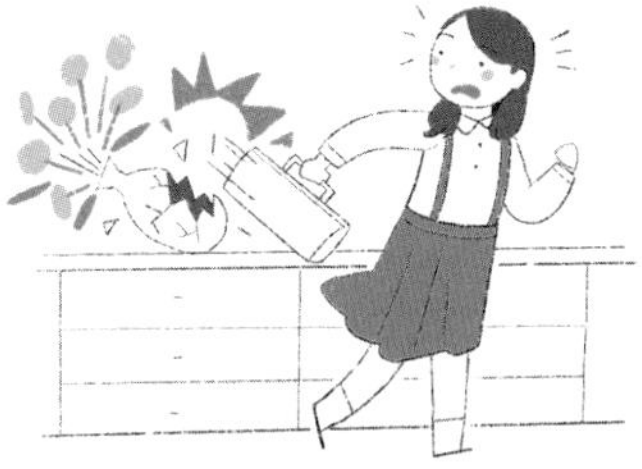

容易受傷害

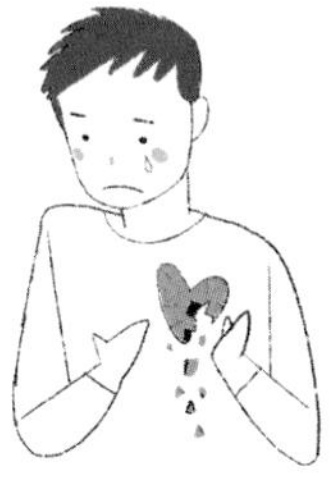

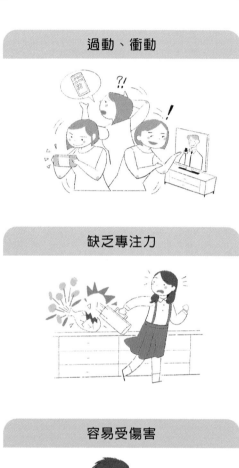

不擅長應付變化與溝通的ＡＳＤ

ＡＳＤ的譯名爲「自閉症譜系障礙」。「譜系」其實就是「光譜」「漸層」的意思。這個族群過去曾被分成亞斯伯格症、高功能自閉症等不同的症狀，但由於其症狀從輕到重是連續漸變的，因此現在統稱爲「自閉症譜系障礙」。

ＡＳＤ最爲人所知的特質包括「溝通障礙」「維持同一性」和「感官過於敏感」這三項。ＡＳＤ的人缺乏想像對方話語和表情背後涵義的能力，常導致溝通難以順利進行。如果是孩子，他們往往會因爲無法融入周圍的同伴而落單；如果是大人，有時也會被當成所謂的「白目」。至於「維持同一性」，則是不擅長應付變化、偏好重複相同的行動，並有固定的思考模式。他們極度厭惡突然改變行程或環境，無法隨機應變，也可能在穿衣或通勤的順序、工作的進行方式等方面頑固地堅持自己的規則。他們常有執著於特定事物的傾向，如果是孩子，很可能會對電車或汽車等展現出強烈的興趣，無止盡地玩著這類玩具。

此外，有些人的聽覺、視覺、嗅覺、觸覺和味覺等感官會有過於敏銳的情況，甚至會對生活造成影響。但也有正好相反、「感官遲鈍」的人。

至於一般所謂的亞斯伯格症，則屬於沒有智能障礙且症狀相對輕微的ＡＳＤ，很多人甚至等到出社會之後才發現。而ＡＳＤ也和ＡＤＨＤ一樣，許多人都有「容易受傷害」的特質。

ASD的三大特質

溝通障礙

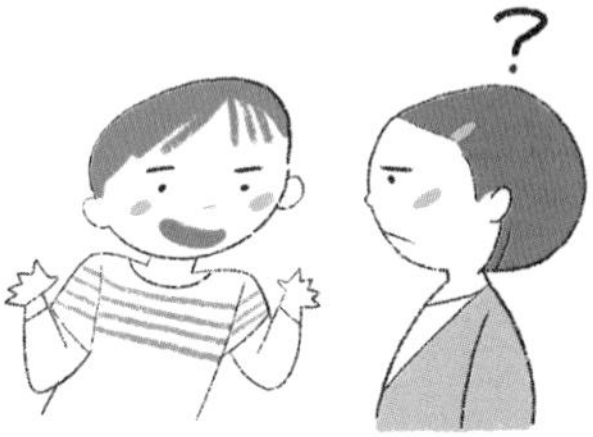
?

維持同一性

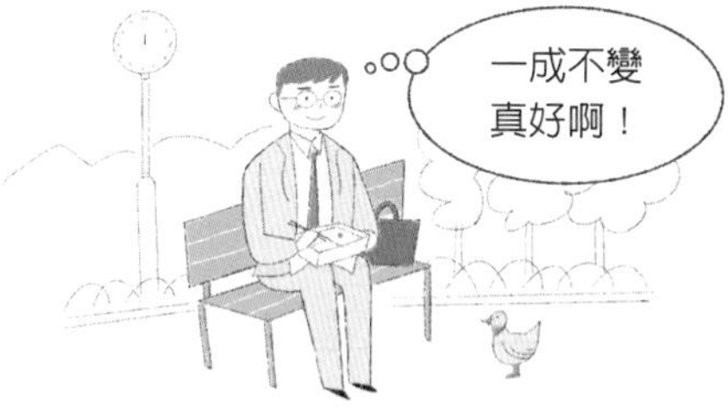
一成不變
真好啊！

感官過於敏感

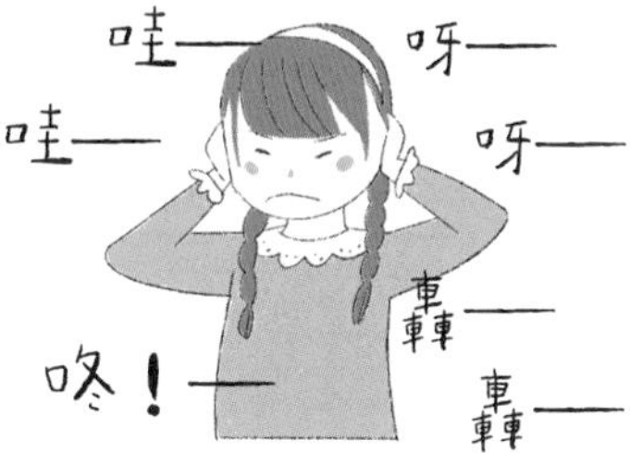
哇——
呀——
哇——
呀——
轟——
咚！——
轟——

同時有ASD和ADHD的人，身處「灰色地帶」的人

ASD和ADHD的特質不一定會分開出現。同時有ASD與ADHD的人並不在少數，也有些人其中一方的特質較明顯，另一方則較輕微。

特質的表現方式也因人而異，舉例來說，有些ASD患者的社交性很強，也有些人雖然有ADHD，但沒有過動或衝動的表現。本書所描述的表現不過是一種「傾向」，至於這些特質的表現方式，可說人人不同。因此，本書並沒有根據ASD與ADHD來區分章節，而是根據「困擾」來介紹當事人眼中的世界，以及如何與他們相處。

此外，也有一些人處於「灰色地帶」，也就是具備發展障礙的特質，但未達診斷標準。發展障礙的診斷必須參照多方標準進行，因此即使具備這些特質，也不一定會被診斷爲發展障礙。

這本書也是爲這些身處「灰色地帶」的人所寫的。

發展障礙是近年來才開始受到關注的研究領域，其醫學見解也不斷在變化。舉例來說，過去曾將沒有智能發展遲緩的亞斯伯格症與自閉症分開來看，但現在兩者都被視爲ASD光譜上的一分子。

注意力缺陷障礙與過動症也曾被分開診斷，但現在再加上衝動的特質，將整個族群統一診斷爲ADHD。現在的主流觀點，是將原本那些「症狀這麼輕就不是發展障礙」的人，也納入發展障礙的範疇，因此原本處在灰色地帶的案例也跟著減少。

但與其深究「這是ASD嗎？」「這是ADHD嗎？」「這算是灰色地帶吧」，還不如了解自己與周圍人們的特質，試著解決生活中的困境。希望各位能將本書當成這方面的指南，在生活中加以應用。

自己說不定也是?!

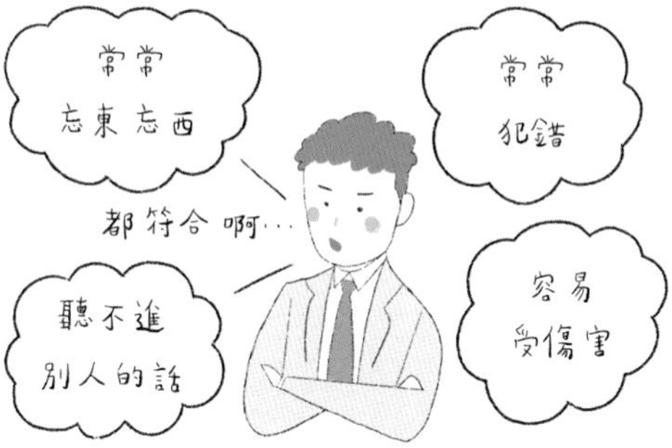
常常
忘東忘西
常常
犯錯
都符合啊…
聽不進
別人的話
容易
受傷害

近年來有越來越多人尋求發展障礙的診斷。了解自己的特質不是壞事，這麼一來，就能尋求旁人協助並擬定對策。

自己說不定也是?!

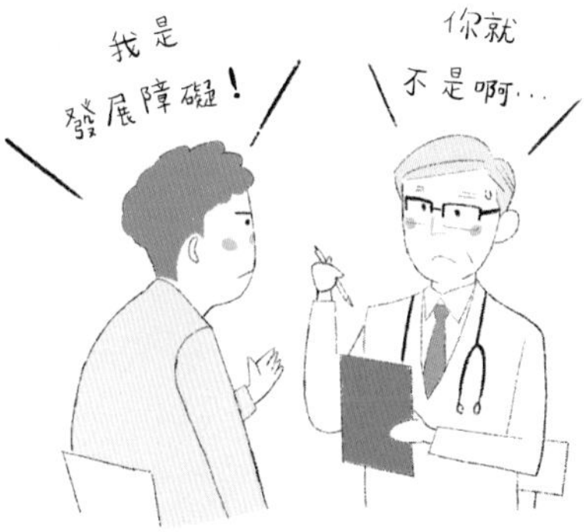
我是
發展障礙！
你就
不是啊…

另一方面，也有人懷疑自己有發展障礙，再怎麼說明「不是這樣」也聽不進去。像這樣過度懷疑自己「說不定有發展障礙」是沒有幫助的。

重要的是理解當事人「眼中的世界」

發展障礙者由於其特質的關係，經常會採取一些旁人眼中難以理解的行動。

他們會因爲反覆發生的錯誤、難以理解的思維和行爲，以及不適合當下情境的無心發言等，對周圍的人造成壓力，往往讓大家覺得「又來了」。

例如有ASD的人不擅長想像對方的感受或理解環境的氛圍，難免對家人造成影響或壓力，甚至因爲精神疲勞而導致各種身心問題、罹患「卡珊德拉症候群」——簡單來說，就是你確實在受苦，但無人相信。

雖然卡珊德拉症候群並非正式的醫學術語，但這個詞彙的出現，或許也表明了與發展障礙者溝通有多麼困難。但從另一個角度來看，他們的言行舉止背後，必定有其理由，當事人也常因此感到痛苦。

爲了與發展障礙者共同生活，首先必須理解他們「眼中的世界」。舉例來說，如果因爲發展障礙者「聽不懂社交辭令或諷刺挖苦的話」而困擾，那麼一旦知道原因出在「基於大腦特性，他們只能理解字面上的意義」，心情說不定就能稍微平復一些，也會知道應該採取「與這樣的人交談時，必須盡量有話直說，不要拐彎抹角」的方式。

至於發展障礙者，如果知道自己的言語與態度會帶給周遭人們什麼樣的感受，或許就更能掌握日常生活該注意的地方。如果彼此都能站在對方的角度、更進一步理解發展障礙的話，生活想必能比過去更自在、更沒有壓力。孩子能更安心地享受家庭與校園生活；成年人也能減少職場上的糾紛，更充分發揮自己的實力。

即使遇到相同的狀況

看在別人眼中…

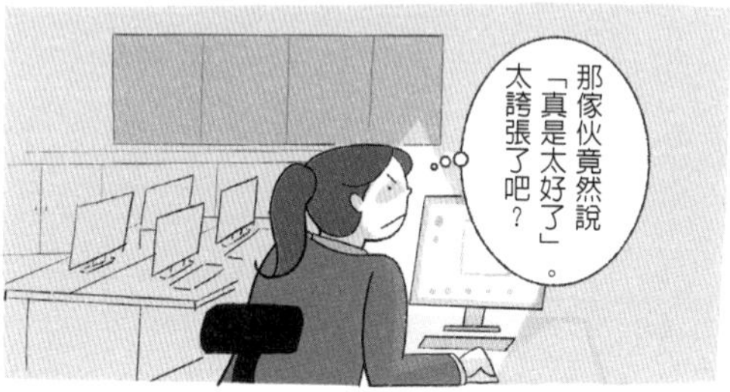
那傢伙竟然說「真是太好了」。太誇張了吧？

↓

當事人卻…

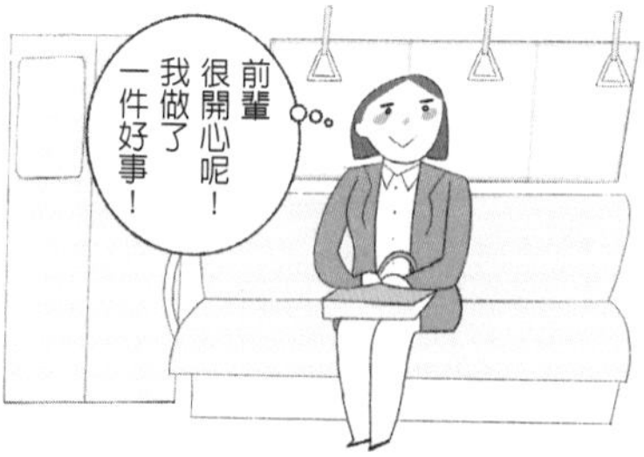
前輩很開心呢！我做了一件好事！

※ 節錄自第 45 頁

「眼中的世界」如此不同

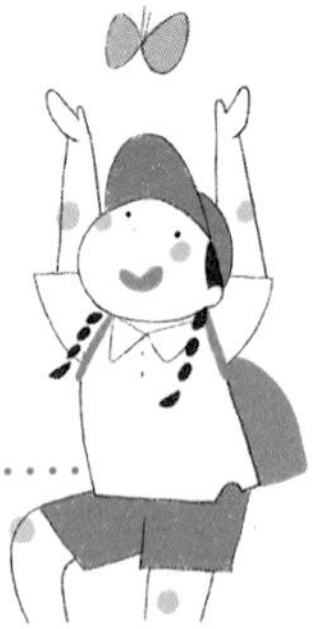

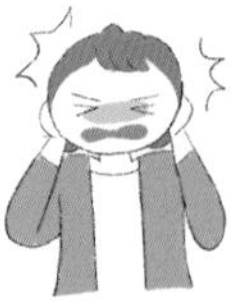

本書透過認識與理解
ADHD 與 ASD 的人「眼中的世界」，
希望有助於營造讓彼此都能過得更從容的環境。
覺得「自己可能也有發展障礙」的人，
說不定也能因此活得更輕鬆一點。

首先，請試著進行接下來的「特質檢測」，
看看自己具有那些特質。
只要知道自己的「傾向」，
想必就能找到適合的解決策略
與生存之道。

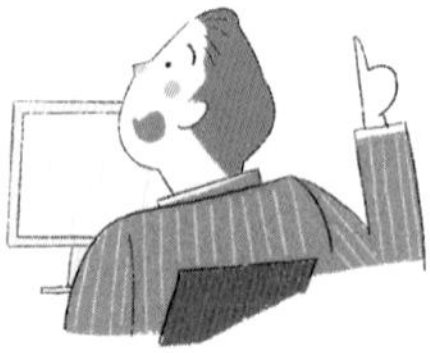

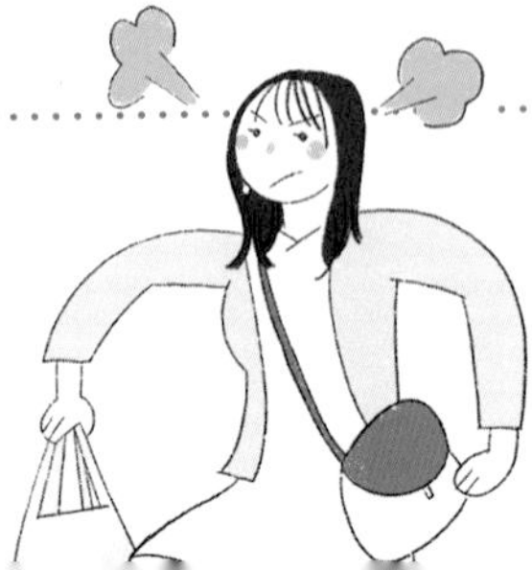

也許可以發現自己在意的傾向！

ADHD 與 ASD 特質檢測

請在符合自己描述的項目打勾。如同前面所說的，有 ADHD 與 ASD 的人具備很明顯的特質。儘管這些特質的有無，在醫療現場是重要的診斷基準，但在此先暫時忘記這點，以平常心進行測驗吧！

CHECK A

① □ 不擅長必須仔細思考的工作或任務
② □ 無法長時間不動，身體會不停動來動去
③ □ 有時候會太有精神、充滿幹勁
④ □ 無法忍受長時間的會議，經常需要離席
⑤ □ 一有空，馬上就會想開始做些什麼
⑥ □ 有時會打斷別人的話、忍不住想發言
⑦ □ 沒耐心等候，只要等待時間稍久就會很煩躁
⑧ □ 即使在整理東西也很容易分心，永遠弄不完

／08

CHECK B

① □ 經常忘記已經安排的事情或約定
② □ 無法專注做單調的工作，經常失誤
③ □ 有時會沒有把別人的話聽進去
④ □ 經常忘東忘西
⑤ □ 在有雜音的環境下無法專心讀書或工作
⑥ □ 不擅長記住別人的臉、電話或地址等資訊
⑦ □ 常常因為沒注意到結帳的隊伍而插隊
⑧ □ 是個經常迷路的路痴

／08

CHECK

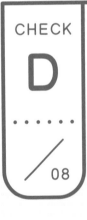

C

/08

① □ 一旦遭人批評就會極度悲傷

② □ 擔心是不是沒有人喜歡自己

③ □ 因害怕失敗而無法挑戰新事物

④ □ 因害怕被討厭而沒有能稱為朋友或情人的對象

⑤ □ 只要發生一點不好的事，就會想像最糟糕的狀況

⑥ □ 總覺得自己再這樣下去不行

⑦ □ 有時會因為希望別人開心而過度討好他人

⑧ □ 經常覺得自己比別人差

CHECK

D

/08

① □ 比起和別人合作，更偏好獨自工作

② □ 經常被批評說話的方式或態度很失禮

③ □ 不喜歡參加派對或聚餐，去了就會覺得不自在

④ □ 不擅長和別人閒聊

⑤ □ 有時無法理解電視劇中人物的想法

⑥ □ 有時無法理解大家都會笑的笑話

⑦ □ 就算看著對方的臉，也不一定能理解對方的情緒

⑧ □ 小時候喜歡一個人玩

CHECK

E

……/08

① □ 完全不討厭單純的工作，甚至稱得上喜歡
② □ 擁有非常感興趣的事物，甚至希望能一直想著它
③ □ 看到有規律的數字或幾何圖形就很開心
④ □ 如果沒完成每天必做的事，整天都會渾身不對勁
⑤ □ 回過神來才發現自己每天都穿相同的衣服
⑥ □ 比別人更擅長精細的計算或檢查文章的錯誤
⑦ □ 物品若不放在相同的位置，就會覺得不舒服
⑧ □ 幾乎從未想過要交新朋友

CHECK

F

……/08

① □ 經常注意到微小的聲音或淡淡的氣味
② □ 不喜歡被人搔癢或碰觸
③ □ 比別人更容易覺得冷或熱
④ □ 因為太吵而無法忍受人多的地方或鬧區
⑤ □ 討厭如閃光燈般的強烈光線
⑥ □ 討厭沒吃過的味道，最好能一直吃同樣的東西
⑦ □ 因為討厭其觸感而不喜歡戴手套或圍巾
⑧ □ 不管拿到什麼東西，都習慣先聞味道確認

以上各問題參考自下列文獻，再加上作者的見解設計而成：

1) Baron-Cohen, S.: AQ (2001)
2) ADHD working group: ASRS, ver. 1.1(2005)
3) 太田篤志等人：〈感覺發展清單修訂版（JSI-R）關於標準化的研究〉。《感覺統合障礙研究》。9, (2002), 45-56

A 組題目勾選較多的人

「過動、衝動」型

無法安靜待著，總是沒多想就衝動行事。不擅長整理，房間往往亂七八糟。

B 組題目勾選較多的人

「缺乏專注力」型

容易犯單純的失誤，譬如健忘或遲到。這類型的人似乎不擅長保持專注。屬於這類型的你，是否每天都會發生各種問題呢？

C 組題目勾選較多的人

「容易受傷害」型

往往因為害怕遭拒絕或批評而局限自己的行動。也很類似最近備受討論的 HSP 或「高敏感族」。

D 組題目勾選較多的人

「溝通障礙」型

不擅長看人臉色，覺得自己一個人待著最舒服。常被罵「白目」的也是這種類型。

E 組題目勾選較多的人

「維持同一性」型

對特定事物有強烈的執著，最好盡可能維持不變。屬於這個類型的你，是否因為無法靈活應對變化而煩惱呢？

F 組題目勾選較多的人

「感官過於敏感」型

對聲音、氣味、光線等高度敏感，覺得世界或許太過刺激了些。屬於這個類型的你，是否因此限縮了自己的活動範圍？

結論　測驗的結果如何呢？A 和 B 表現出的是 ADHD 常見的特質，C 為同時有 ADHD 和 ASD，D ～ F 則是 ASD。當然，不能拿測驗結果妄下診斷。這份量表頂多只能用來了解自己與其他人的特質與傾向，做為應對的參考。診斷請務必由醫療機構與專業人員進行。

第 1 章

與人相處時
容易出現的問題

溝通的困擾

彼此之間的想法產生落差時，
該如何應對？

1

明明沒有惡意，
卻不知道為什麼
惹人生氣。

ＡＳＤ的人擁有自己獨特的世界觀，不太容易想像對方的心情，很容易按字面上的意思理解別人所說的話。

ＡＤＨＤ的人由於有過動傾向，所以無法安靜聽別人說話，或是常因注意力難以集中而完全忘記與別人的約定。發展障礙者多半不擅長判斷與對方的關係或對方會有的反應，也常說出不合時宜的話，讓周圍的人大吃一驚。

這些發展障礙者的言行舉止經常為周遭人們帶來困擾，他們在生活中也似乎隨時都會惹上麻煩，對當事人來說，這絕對也是一種痛苦。

尤其社會上有重視和諧的文化，把「不必說出口就能心領神會」視為美德。但無論是ＡＳＤ還是ＡＤＨＤ患者，都非常不擅長「察顏觀色」，有時甚至連做都做不到。

當各位讀到接下來提及的事例後，若能理解他們這些言行舉止背後的原因，想必更能心平氣和地接納他們，而不至於感到煩躁。

01 想法固執，回答時給人的感覺很差

竟然說這種話？

要再靈活一點……

A先生（十八歲）有ASD。

他走進診間後，我問：「最近狀況如何呢？」沒想到他竟然回答：「跟醫師說這個有什麼意義嗎？」。A先生另外也在進行心理諮商，所以對他來說，我只是個「開藥的人」，就算跟我談論藥物以外的話題，也沒有什麼意義。

如果是一般人，看診時即使被醫師問到狀況如何，就算心裡想著「沒什麼好說的，醫師只要開藥給我就好了」，也會理所當然地給個「還好」之類、不痛不癢的答案。

但ASD患者的想法非常頑固，他們擁有類似個人世界觀的成見，覺得「這個一定要這樣」。對他們來說，爲了根據現場狀況與他人對話而改變自己的世界觀，是非常困難的事。也因爲這樣的差異，他們有時也會說出讓對方困惑的言論。

有自己的世界觀，無法靈活應對

看在別人眼中

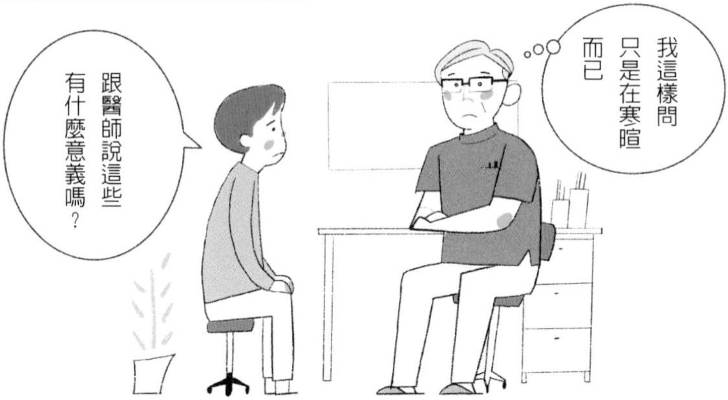
跟醫師說這些有什麼意義嗎？
我這樣問只是在寒暄而已

當事人卻……

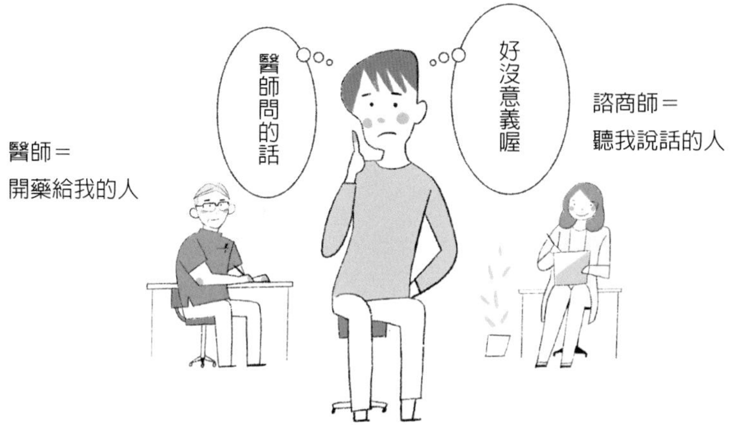
醫師＝
開藥給我的人
醫師問的話
好沒意義喔
諮商師＝
聽我說話的人

為什麼做這麼浪費時間的事呢？

最近的狀況或是煩惱的事情，應該找諮商師談就好了吧？精神科醫師只要開藥給我就好了，為什麼要問我多餘的事呢？同樣的事情說兩遍很浪費時間，想知道的話，去問諮商師就好了啊！（A 先生，十八歲）

理解當事人有自己的世界觀，並仔細且具體地說明，幫助對方學習

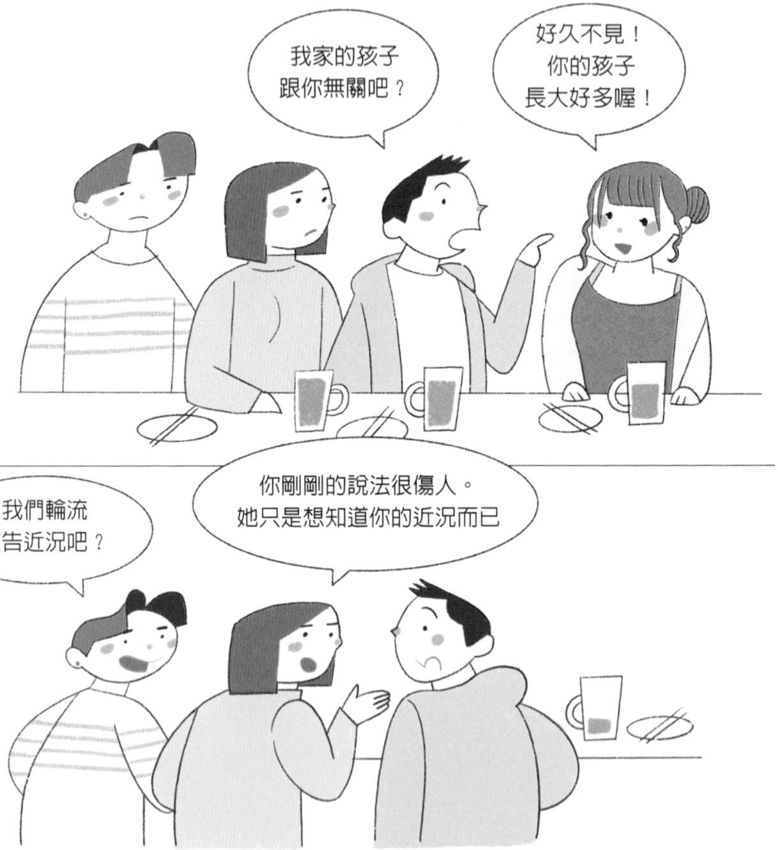
好久不見！
你的孩子
長大好多喔！
我家的孩子
跟你無關吧？
你剛剛的說法很傷人。
她只是想知道你的近況而已
我們輪流
報告近況吧？

重點！

- 當事人沒有惡意，只是有話直說
- 當事人無法理解別人為什麼生氣

◎理解這種回答方式只是他的特質，以心平氣和的方式回應

有ASD的人往往會根據自己的世界觀，老實說出心裡所想的事。由於他們的世界非常難以動搖，往往因此缺乏想像對方感受的能力，也不太清楚對方爲什麼不高興。要是對方大聲喝斥：「未免太沒禮貌了！」也許有可能感到退縮，但也有不少人會更強烈地表明自己的想法，並提出反駁。

周圍的人首先要理解的是，當事人所擁有的世界觀是他的一種個人特質。在此認知上，仔細且具體地向他解釋每個人都有自己的想法、直接遭到否定的人會有什麼感受等。稍微隔一段時間之後再說明，或是由第三者來說，都很有效。多累積一點這樣的經驗，有ASD的人想必就能逐漸學會不要太執著於自己的觀點。

「我說不定就是?!」
給這樣認為的你

生活指引！

該如何判斷哪些話能說，哪些話不能說？

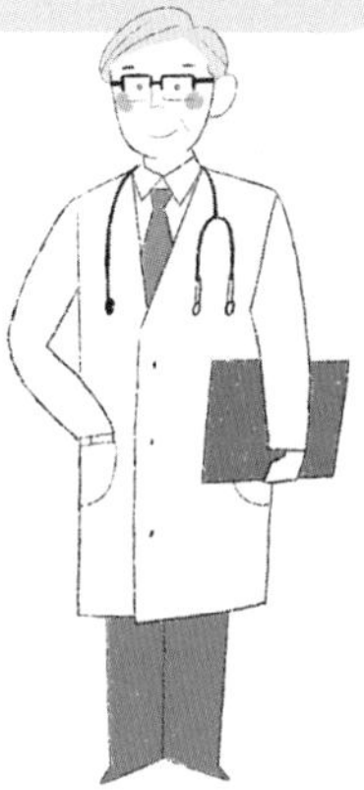

說話之前先想一下

說出來的話明明沒錯，卻惹對方生氣，有可能是因為你說話太直接。開口前可以先試著停下來想一想：「如果我這麼說，對方會有什麼感受？」思考過後再說出口。當自己的發言導致對方表情變得凝重時，建議接下來的說法要再委婉一點。只要有這樣的意識，就能帶來很大的改變喔！

02

才不是這個意思！

天然呆嗎？

聽不懂諷刺或客套，直接理解成字面上的意思

發展障礙者具有按字面理解對方話語的傾向。某次，有ASD的K小姐（二十六歲）請前輩幫忙完成幾乎趕不上期限的工作。好不容易完成後，前輩對她說：「這次我也學到了不少，還眞是多虧了動作慢吞吞的同事，謝謝你啊。」如果是別人，想必會因爲遭到諷刺而心情低落；但K小姐卻直接依字面上的意思理解，覺得「自己做了一件好事」，於是回答前輩：「眞的嗎？這眞是太好了。」一聽到這句話，對方馬上露出很不爽的表情，但K小姐卻不知道爲什麼。

一般來說，人們會透過對方的表情和聲調等資訊來推斷「這不是對方眞正的意思」，但K小姐卻會按字面理解對方所說的話。她不擅長想像別人的感受，所以很難理解在這種心口不一的表達方式下，背後眞正的涵義。

也因此，有時她會把社交辭令或口頭恭維當眞，更無法理解想結束對話時默默看向時鐘的「暗示」。

聽不懂別人話語背後的意義

看在別人眼中

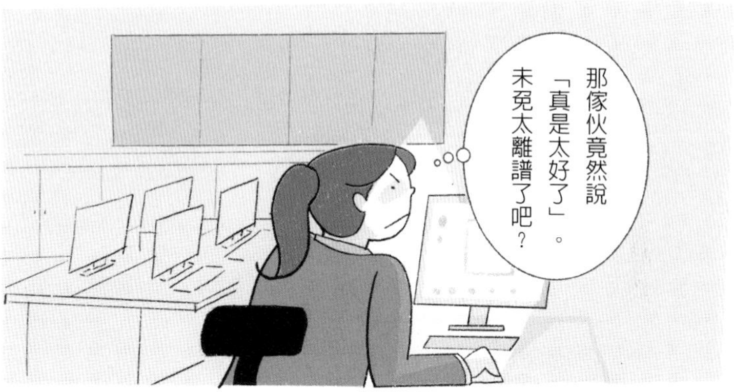
那傢伙竟然說
「真是太好了」。
未免太離譜了吧？

當事人卻…

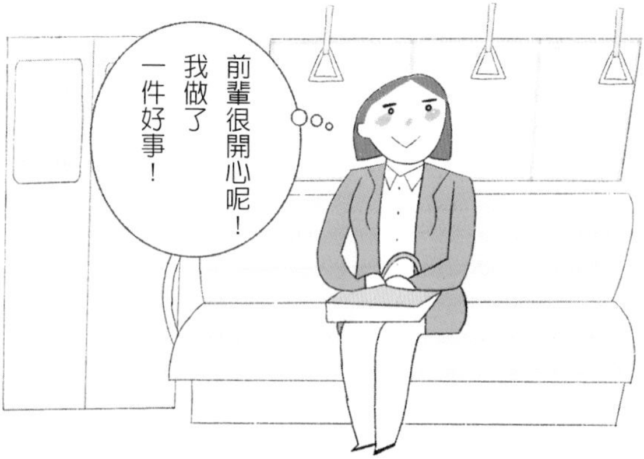
前輩很開心呢！
我做了
一件好事！

不會吧！對方在生氣？我搞不懂別人心裡想什麼！

前輩說「謝謝你」，還說「學到不少」。她該不會為了累積經驗，從以前就對我的工作很感興趣？無論如何，她好像很開心的樣子，所以我還以為請她幫忙是做了一件好事……如果不想幫忙的話，直接跟我說不就好了？

（K 小姐，二十六歲）

「一般人都懂」不適用於他們！請直接用符合心中想法的話語表達

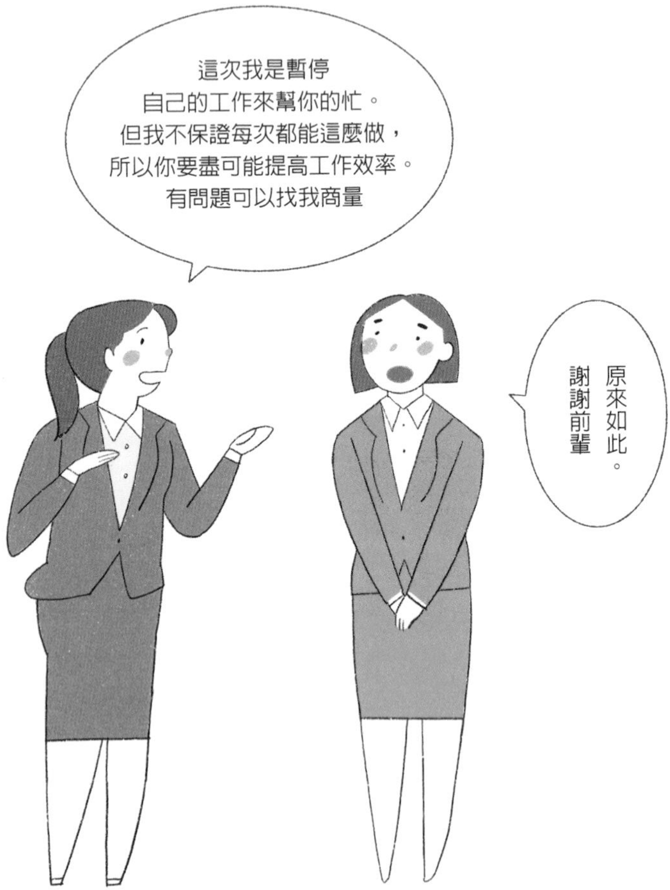
這次我是暫停
自己的工作來幫你的忙。
但我不保證每次都能這麼做，
所以你要盡可能提高工作效率。
有問題可以找我商量
原來如此。
謝謝前輩

重點！

- 諷刺、挖苦或社交辭令都無法傳達
- 當事人經常無法察覺

◎請理解他們的感受和一般人不同

根據障礙特質的嚴重程度，有些發展障礙者完全沒發現自己無法理解他人的言外之意。即使說「一般而言，這句話應該是這個意思」，他們也常常連到底什麼叫「一般而言」都不清楚。因此，與發展障礙者相處時，使用符合自己想法的語彙、直接傳達是很重要的。

如果你覺得與他人溝通很煩躁，請先意識到發展障礙者感受事物的方式和一般人不同。

舉個例子，我們常在送禮時說「一點小意思，不成敬意」，卻很少聽到文化背景不同的歐美人士這樣說，對吧？與發展障礙者相處時，或許我們也可以把他們當成「不同文化圈的人」。

「我說不定就是?!」
給這樣認為的你

生活指引！

為什麼要說違心之論？完全搞不清楚這麼做的原因

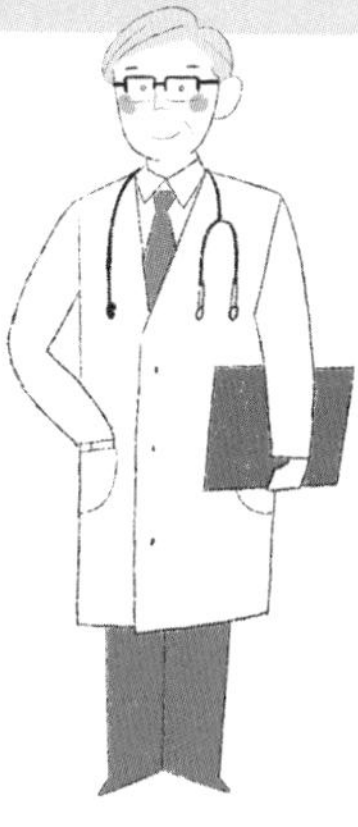

刻意說反話是人際關係的智慧

就如同前輩對K小姐的嘲諷，我們會以迂迴的方式來提醒對方注意，或是以違背本意的社交辭令來維持人際關係。請把這種方式當成生存智慧吧！只不過，這麼做要是太痛苦，可以試著拜託周圍的人「盡量有話直說」；如果環境允許，也可以再加上一句「我可能有發展障礙的傾向」。

03

無法安靜聽人說話，總是動來動去、走來走去、自言自語

到底有沒有在聽？

專心一點！

發展障礙中的ADHD，同時具有注意力渙散與過動這兩項特質。他們無法乖乖坐在椅子上，或是專心聽別人說話。這種傾向在孩童身上可能表現得更明顯。

即使是成年人，ADHD的人對於不感興趣的話題，也經常無法專心聆聽。所以他們經常在別人說話時插嘴說自己的事，或者放空發呆。

當母親帶著有ADHD的D小妹（九歲）走進診間時，還以爲她要坐在椅子上，沒想到她下一秒就躺在地上。就算我對她說：「D小妹，要不要跟我聊聊天？」她也只看了我一眼，就把頭轉向別的地方。當她發現櫃子上擺著絨毛娃娃時，立刻衝過去拿在手上，開始大聲跟玩具說話。這時，我和她母親同時消失在她的視線範圍裡。當然，就算想跟她聊聊，也完全聊不起來。

注意力散漫與過動是 ADHD 的特質

看在別人眼中

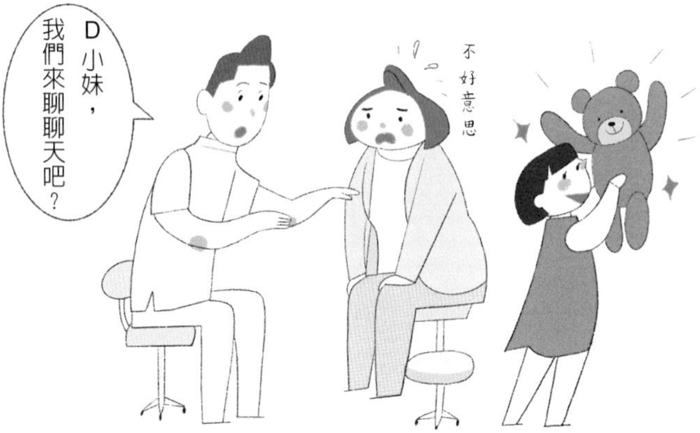

當事人卻…

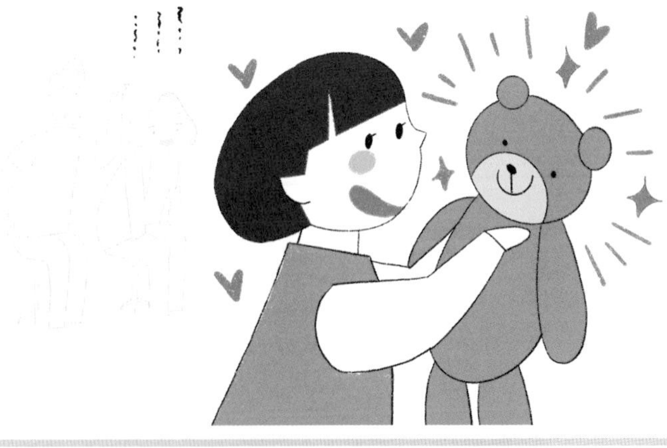

太過毛躁，實在讓人很困擾

不論什麼時候帶去哪裡，我家的孩子總是毛毛躁躁的，靜不下來。即使是醫院或學校的面談，也聽不進醫師或老師的話，老是說個不停或走來走去的，真的很困擾。她要是再這樣下去，我擔心她無法長成能正常工作的大人。（K 小妹的母親）

視覺資訊比較容易傳達，和他們說話時請搭配圖片或文字

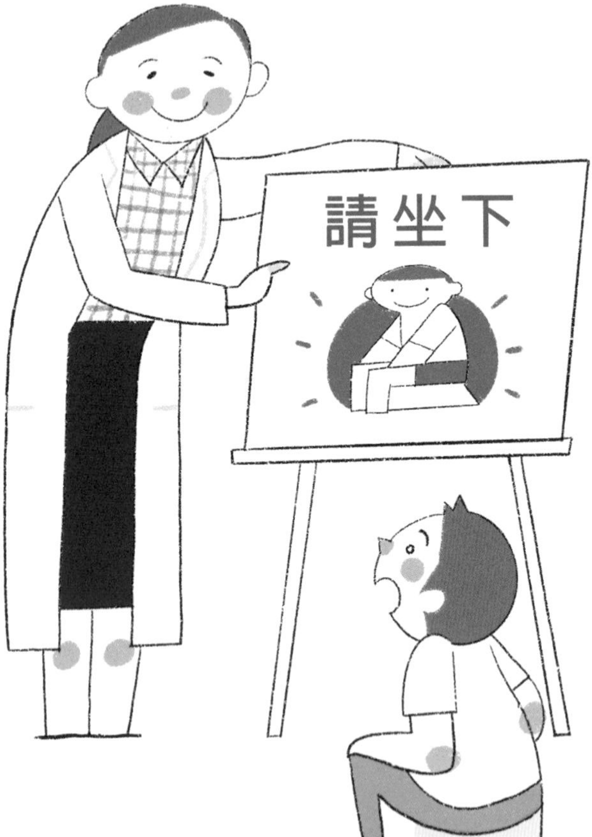

重點！

・聽覺資訊可能較不易傳達
・對於不感興趣的話題很難集中注意力
◎請花點心思轉換成視覺資訊

發展障礙者具有以視覺資訊爲優先、不擅長處理聽覺資訊的傾向。有時候，光靠耳朵接收到的訊息，還是難以理解對方的意思，因此希望他們專注時，可以試著搭配畫在紙上的圖畫或文字。舉例來說，可以先準備一張紙，畫出坐著的孩童，並寫著「請坐下」，再先讓對方看著這張紙坐好。接著邊對他說話，邊在他眼前寫字或畫些簡單的插圖，這麼一來，他的注意力應該就能稍微持續一段時間。

成年後的發展障礙者也一樣，較容易接收視覺資訊，所以不要只靠口頭溝通，建議搭配電腦或手機畫面、簡報資料，或使用備忘錄或白板等工具進行對話。

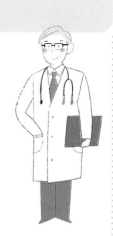

「我說不定就是 ?!」
給這樣認為的你

生活指引！

對於靜不下來的孩子，總是忍不住失去耐心

情緒化的責罵只會招致反效果

孩子要是有缺乏專注力的特質，那就不是自己多努力一點就能解決的問題。情緒化的怒吼或責罵只會帶來反效果，甚至有可能更讓孩子靜不下來。請冷靜面對他，用和緩的語調對他說話。此外，他感興趣的東西（例如玩具）要是到處亂放，會更容易分心，因此把房間收拾整齊是很重要的。

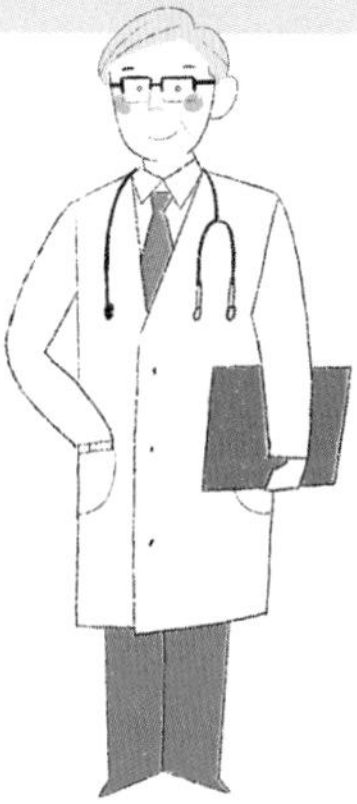

04

又忘記了？

這是絕對不能忘的吧！

為什麼無法遵守重要的約定?! 就連重要約定也忘記的原因

發展障礙者，無論是大人或小孩，都非常容易出現「不遵守約定」的症狀；就算是重要的約定，也經常忘記。雖然原因並不明確，但可能與不擅長排定事物優先順序這項特質有關。對於一般人來說，判斷「最重要的是這件事，其次是那件事」是理所當然就做得到的，但對於發展障礙者而言卻很困難。他們往往會忍不住從最簡單的事情開始做，反而遺漏了更重要的課題。

例如，有ADHD的上班族T小姐（三十歲）多次忘記製作重要資料、拜訪重要客戶或安排會議等工作，於是遭到上司警告。

此外，也有一些發展障礙者雖然記得約定，卻故意不遵守。這是因爲比起約定，他們更優先考慮自己的感受。由於他們無法理解約定的重要性，使得心中「不想去」「不想做」的感受，超越了「必須遵守約定」的責任感。

無法排定優先順序或遵守約定

看在別人眼中

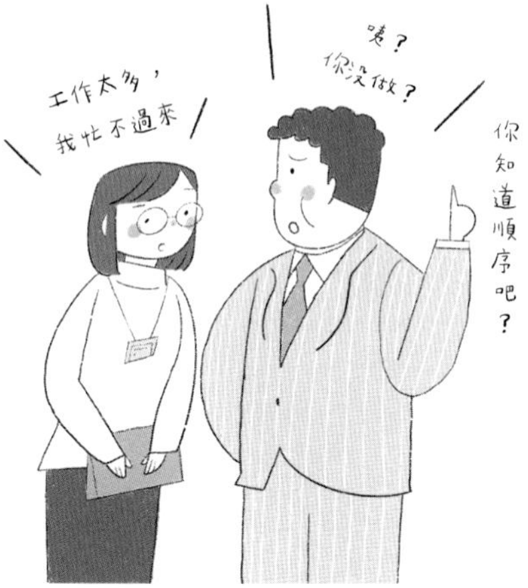

工作 A
- 今天提交
- 超重要的客戶
- 最優先！

工作 B
- 下週提交

工作 C
- 有時間再做

工作 D
- 不做也無所謂

當事人卻…

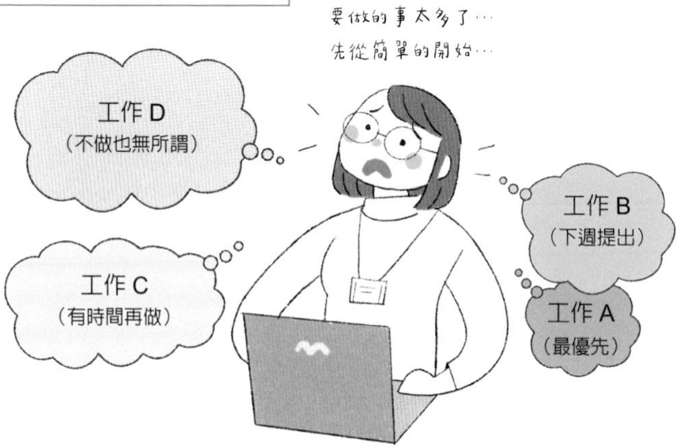

已經寫進行事曆裡，應該要知道才對……

今天應該要交的文件，我卻沒有做，結果被上司大罵：「你在搞什麼！」雖然已經寫進行事曆裡，卻不覺得這件事有這麼重要。因為是份麻煩的文件，所以我先放著，心想之後有空再來做……（T 小姐，三十歲）

利用手機建立避免遺忘的「機制」，請旁人告訴自己「重要度」

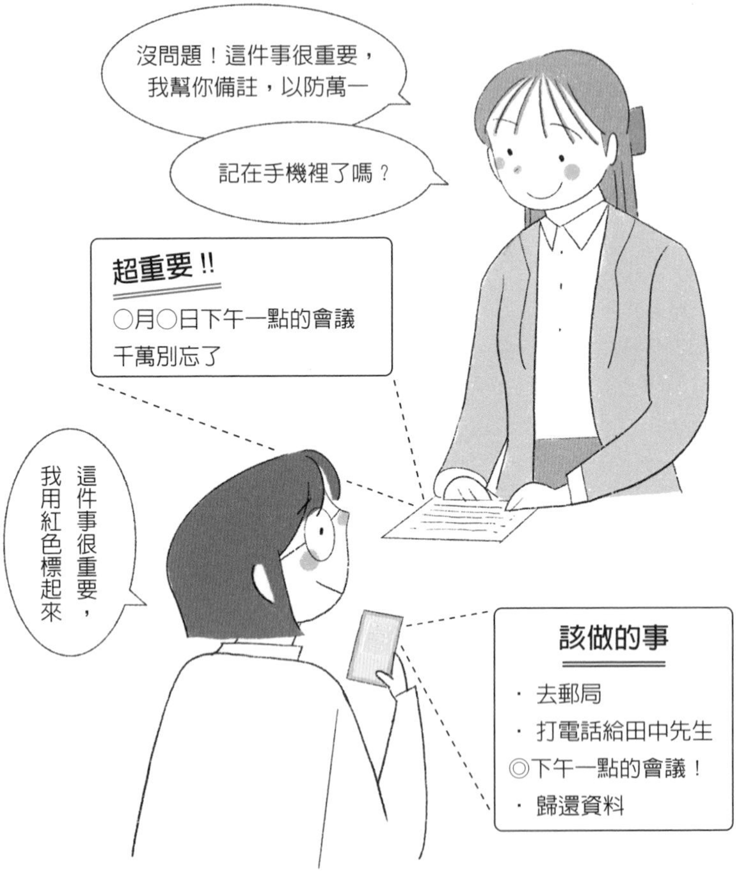
沒問題！這件事很重要，
我幫你備註，以防萬一
記在手機裡了嗎？
超重要!!
◯月◯日下午一點的會議
千萬別忘了
這件事很重要，
我用紅色標起來
該做的事
· 去郵局
· 打電話給田中先生
◎下午一點的會議！
· 歸還資料

重點！

- 交給對方備忘錄時，也請對方記在手機裡
- 充分運用提醒功能

◎建立自動認知的機制

絕對不能忘記的重要約定或安排，請全部記在手機裡。許多發展障礙者在善用手機豐富的功能後，都成功降低了發生問題的頻率。如果是非常重要的預定行程，可以換個顏色，或在前一天設定鬧鐘以提醒。

對於特別重要的約定，除了確認當事人已輸入至手機外，親手把備忘錄交給對方，告訴他「這是非常重要的約定」也很有效。這麼一來，就能將當事人難以意識到的「約定的重要性」傳達給他。

此外，若能讓周遭的人共享相關資訊，旁人就能在時間快到時出聲提醒，自然而然地幫助當事人意識到這點，這麼一來也能更加安心。

至於孩子，善用手機或手錶的鬧鐘功能也是個不錯的方法。

「我說不定就是 ?!」
給這樣認為的你

生活指引！

只要確實意識到，就能遵守重要的約定嗎？

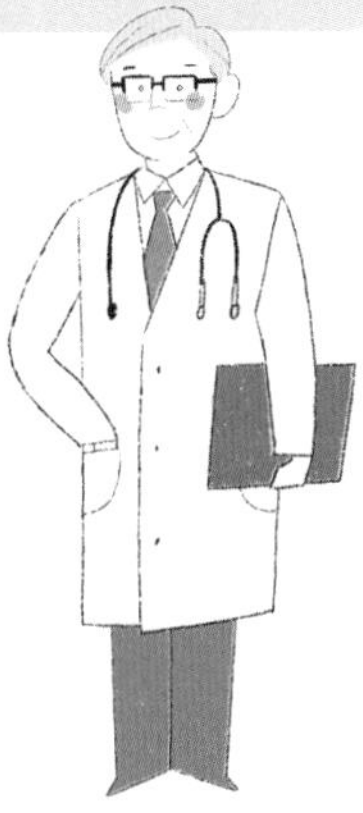

除了意識到重要性，也可善加利用文明利器

即使是一般人，也有可能發生「明明是重要的約定，卻因為忙於其他事情而不小心忘記」的狀況。但如果這是因為個人「特質」所造成的，就很難「只」靠意識改善。所以不需要勉強自己「全部都得遵守，全都不能忘記」。只要善用手機，建立一個能想起重要約定的機制即可。若同時分享至雲端，就算有什麼萬一，也能透過其他裝置查看。

05

這麼說有點沒禮貌

稍微看一下氣氛好嗎？

就算是事實也不能說出口吧！為什麼不懂得看場合?!

某天，T先生（二十八歲）參加了公司的部門聚餐。

隔天早上，他突然在大庭廣眾之下，毫無顧忌地對著部長說：

「昨天的部門聚餐上，部長講古講得太久了！大家都不想聽喔。」

他自己似乎完全沒有惡意，但整個部門的空氣卻在瞬間爲之凝結。後來同事提醒他：「對方是部長，你講話要稍微看一下狀況！」反而讓他一頭霧水。

毫不在意周圍、總是只說出事實的T先生，是名ASD患者。

ASD患者說話時重視的是「自己看見的事實」，至於人際關係什麼的則往往不放在心上。他們也不擅長判斷對方或旁人的表情、聲調、舉止等反應。他們不會因上下關係而改變發言，也不懂得客套或討好，因此常被認爲很「白目」。

舉例來說，即使在會議即將結束之際、大家已經開始整理東西時，他仍會自顧自地繼續發表意見。這樣的人很自然地會被認爲是「白目」。

難以掌握與對方的關係及對方的反應

看在別人眼中

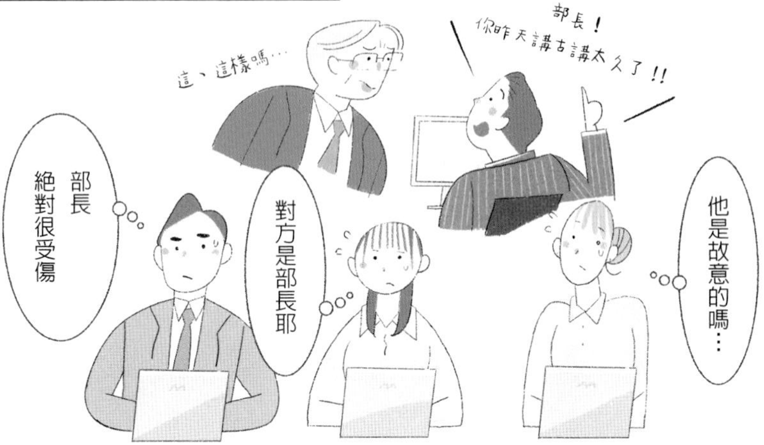
這、這樣嗎…
部長！你昨天講古講太久了!!
部長絕對很受傷
對方是部長耶
他是故意的嗎…

當事人卻…

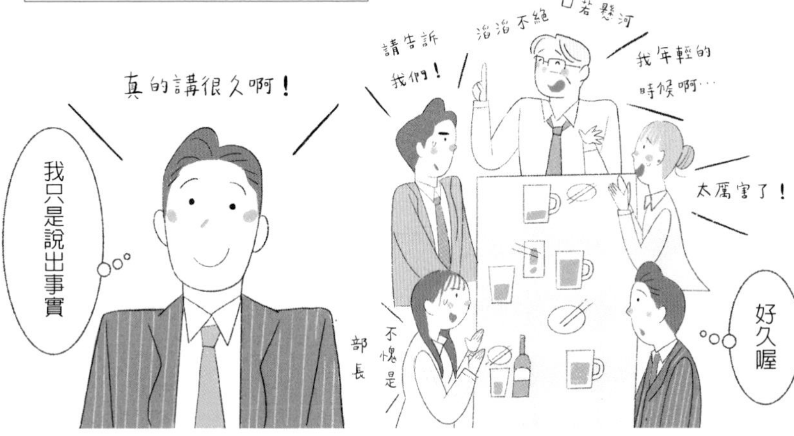
真的講很久啊！
我只是說出事實
請告訴我們！
滔滔不絕
口若懸河
我年輕的時候啊…
太厲害了！
不愧是部長
好久喔

我只是說出事實而已，到底哪裡不行？

聚餐時，部長真的講了很久的當年勇，大家也都覺得很困擾。我所說的一向都是事實，為什麼大家反而說我「白目」？而且就算別人這麼對我說，我也不會生氣，因為事實就是如此啊！（T 先生，二十八歲）

請試著找機會直接告訴他，「誠實直率」不一定是最好的做法

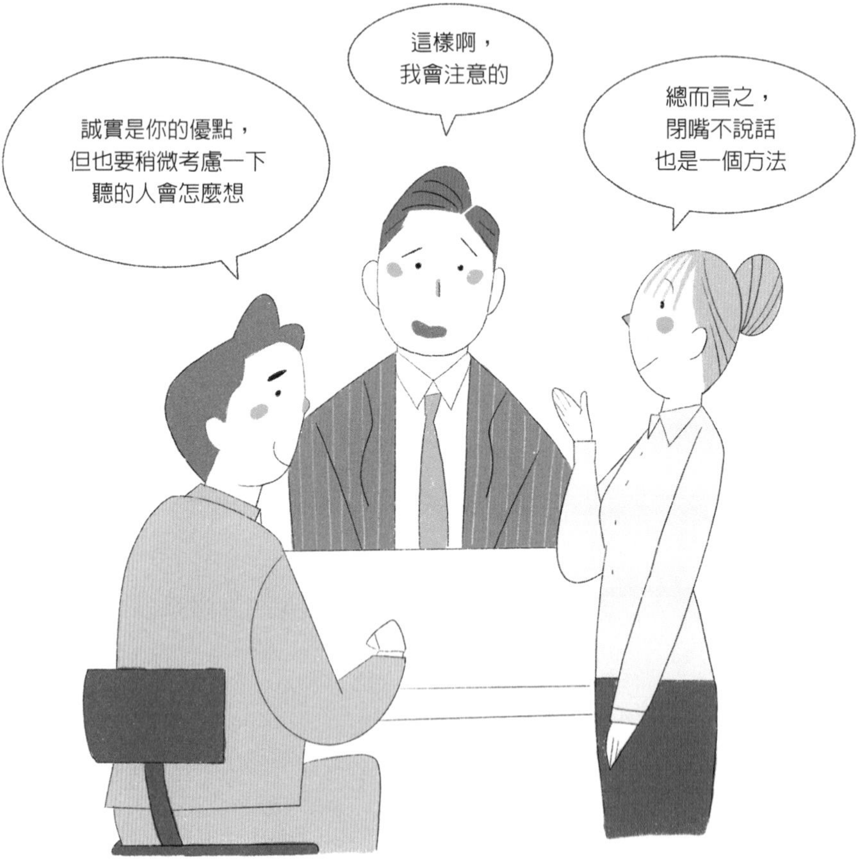
這樣啊，我會注意的
誠實是你的優點，但也要稍微考慮一下聽的人會怎麼想
總而言之，閉嘴不說話也是一個方法

重點！

- 比起人際關係或人的情緒，更重視事實
- 沒有要惹對方生氣的意思

◎透過有邏輯的誠心說明，幫助他理解

ＡＳＤ患者無法理解「說出事實哪裡有問題」。我經常這麼告訴他們：

「誠實坦率不是壞事。但在這個社會上，有時我們也會藉由不說出事實以避免對方覺得不舒服。舉例來說，當別人穿新衣服時，如果你劈頭就說『這件不適合你』，對方會怎麼想？即便這是事實，被你這樣說的人也不會開心吧？如果無法判斷這句話到底能不能說，我想不開口也是一個方法。」

如果你周圍有相同特質的人，不妨找機會以直接、有邏輯的方式誠心說明。由於這項特質有其程度上的差異，我想有些人應該能理解。

「我說不定就是 ?!」
給這樣認為的你

生活指引！

我一直相信誠實至上。
難道這麼做是錯的嗎？

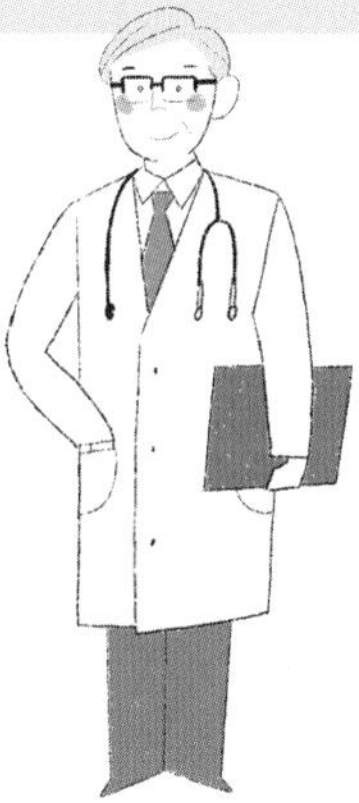

只要能夠控制，就是優點

「不管什麼事都實話實說」的做法，有時也會傷害別人。不過，不在意別人的臉色、想到什麼就說什麼、總是能在不受周圍環境影響的情況下清楚表達自己的意見，這也是你的優點。想開口發言時，請先停下來，想像一下對方的心情。只要能做到這點，常保誠實絕對不是壞事。

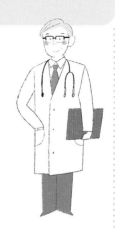

2

不知為何，
總是無法與人對話。

有ASD的人不擅長解讀隱藏在表情、舉止與聲調等背後的訊息；除此之外，也不太能關注與自己興趣無關的話題。其中也有不少人很難靠想像力補足或理解模稜兩可的表現。至於ADHD的人，則具有注意力渙散的傾向，所以意識也很容易從眼前的人身上飄走，導致他們根本沒把對方說的話聽進耳裡。我常聽到人們抱怨，覺得很難與這些發展障礙者交談。

大家多半認為，人類是透過語言來溝通的生物，但就如同接下來的例子所介紹的，透過語言以外的訊息溝通的情況，遠比我們所想像的更多。

這麼一想，無怪乎與發展障礙者進行對話很困難，畢竟他們並不擅長解讀語言以外的訊息。

然而，如果光是因為這樣就避免與發展障礙者交談，將會導致他們越來越難溝通。了解對話無法成立的理由與對策，將成為改善關係的第一步。

為什麼聽不懂？

拜託敏銳一點……

06 難以理解表情、語調、肢體語言……

難以理解「後設訊息」

除了說出來的話語外，表情、聲調、動作等也能傳達訊息，後者被稱爲「後設訊息」（metamessage，即所謂的「弦外之音」），而不少發展障礙者缺乏解讀後設訊息的能力。

有ASD的G先生（三十二歲）經營一家酒鋪。直到目前爲止，家業忙碌時，他都會請住在附近的朋友無償幫忙。前幾天他也問朋友：「可以再來幫忙嗎？」朋友雖然回答：「可以是可以……」但後來又說「拜託你也考慮一下我的狀況」，讓他感到驚訝。

如果是一般人，聽到朋友說「可以是可以……」時，馬上就能察覺對方其實有所不滿。但發展障礙者往往無法正確理解發話者眞正的意圖，導致溝通出現障礙。朋友也許難以拒絕，只好將「考慮一下我的狀況」的想法隱藏在聲音與表情裡，但G先生卻沒有接收到。

看在別人眼中

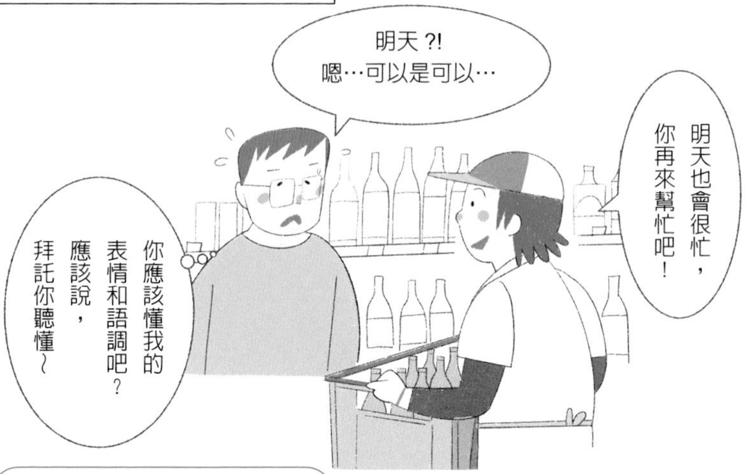
明天也會很忙，
你再來幫忙吧！
明天?!
嗯…可以是可以…
你應該懂我的
表情和語調吧？
應該說，
拜託你聽懂～

當事人卻…

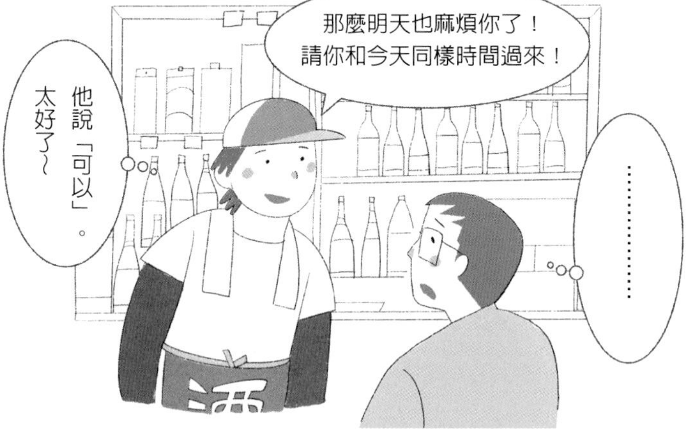
那麼明天也麻煩你了！
請你和今天同樣時間過來！
他說「可以」。
太好了～
……

他沒說，所以我也沒發現。這是我的錯嗎？

我每次都請這位朋友幫忙。他這次也說「可以是可以」，所以我並沒有發現他竟然這麼不滿。既然如此，一開始就跟我說「我很忙，沒辦法」不就好了？話說回來，不只是他，我和別人之間有時也會發生溝通不良的狀況。（G 先生，三十二歲）

光靠表情與聲調難以傳達。必須傳達的事情請清楚說出來！

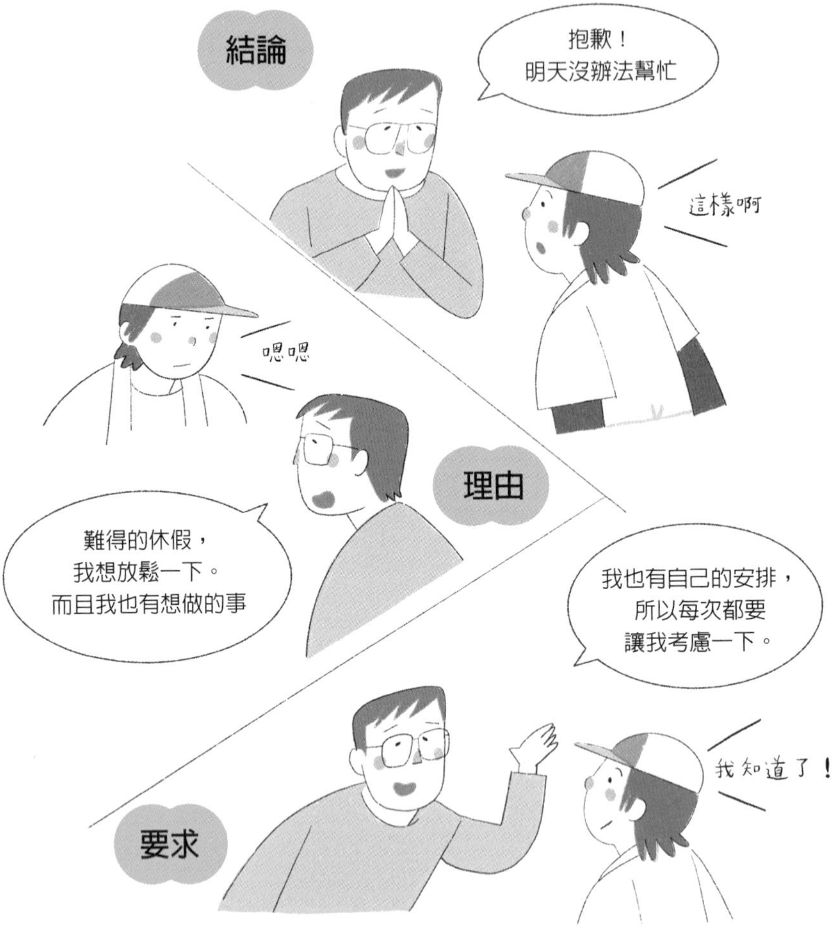
結論
抱歉！
明天沒辦法幫忙
這樣啊
嗯嗯
理由
難得的休假，
我想放鬆一下。
而且我也有想做的事
我也有自己的安排，
所以每次都要
讓我考慮一下。
要求
我知道了！

重點！

· 就算表現得很明顯，也可能無法理解
· 直接表達需求，並注意表達方式
◎重點是「結論」「理由」和「要求」

據說透過對話所進行的溝通裡，只有大約兩成訊息是來自語言，其他八成都來自於後設訊息。換句話說，絕大多數的對話，非語言的訊息交流都遠比語言來得多。

由於發展障礙者缺乏理解後設訊息的能力，因此與他們的對話很容易導致誤會。溝通時，就算是難以啟齒的事情，清楚說出來仍是重要的，但也要小心，別說得太難聽。先說「結論」，再仔細說明「理由」；如果有「要求」，則在最後補充。

另一方面，發展障礙者可能也不擅長透過表情及語調傳達訊息，因此使用的語言往往過分直接，請理解這是他們的特質，並以平常心看待。

「我說不定就是 ?!」
給這樣認為的你

生活指引！

為什麼不把話說清楚？

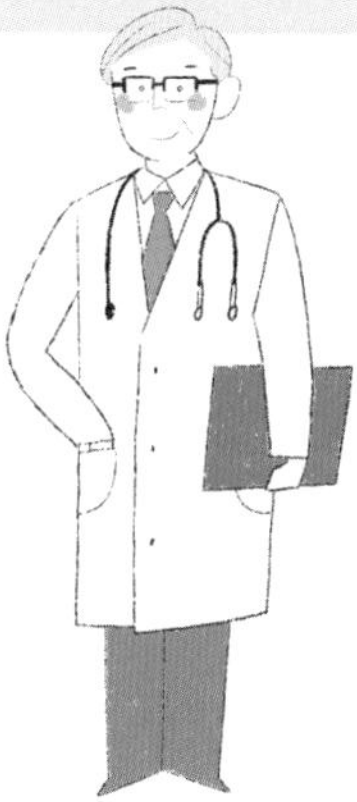

如果很困難，請告訴對方自己的規則

我們經常可以透過聲音與表情判斷「這麼說對方可能會生氣」，這是人際關係的智慧。如果你能從與他人的相處當中學到這一點，那是再好不過的了；但要是無論如何都很難做到，請告訴對方「如果有事情要告訴我，就直接說，否則我會聽不懂，或是不在意」。我想對方也會出乎意料地乾脆接受喔！

07 別人明明正在說話，卻神遊天外，完全沒在聽

你有在聽嗎？

又神遊到哪裡去了……

明明正在與媽媽說話，有ADHD的M小妹（八歲）卻突然說起毫不相干的話題；這樣的傾向在談到學校課業時尤其明顯。ADHD的患者具有注意力散漫的特質，無法專注在自己不感興趣的話題上。他們會開始「神遊」，把注意力轉到與眼前話題無關的事物上、在腦中思考完全不相關的事情，然後突然說起這件事。

有ASD的S小弟（九歲）經常在與父母說話時恍神。老師也曾告訴父母，S小弟在學校單獨面對老師時，總是沒在聽老師說話。ASD的人們腦中有個「自己的世界」，待在這個世界裡非常自在，因此只要別人提到稍微讓他們覺得不愉快的話題，他們就會立刻躲進自己的世界裡。儘管看在周圍的人眼裡像是在發呆，但他們腦中有個自己喜愛的世界正在拓展，所以聽不進外界的話語。

即使與別人對話，也在恍神或躲進自己的世界裡

看在別人眼中

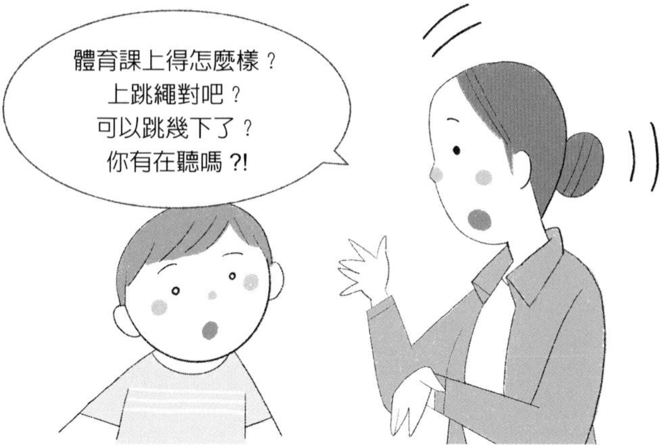
體育課上得怎麼樣？
上跳繩對吧？
可以跳幾下了？
你有在聽嗎？!

當事人卻…

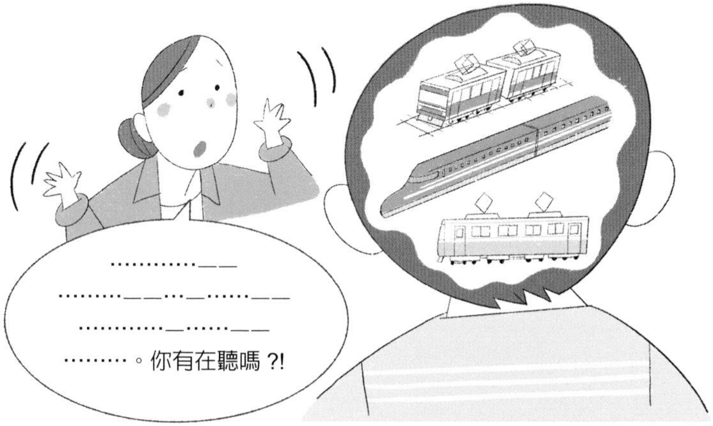
…………——
………——…—……——
…………—……——
………。你有在聽嗎？!

忍不住對完全沒在聽人說話的兒子不耐煩……

我家的孩子不擅長運動。身為家長的我很擔心，所以只要有體育課那天，我就會問他：「課上得怎麼樣？」但他多半只是發呆，或是突然說起他最喜歡的電車。我總是忍不住情緒化地罵他：「你有在聽嗎？我不是在講這個！」罵完之後又開始反省。（S小弟的母親）

這是發展障礙很常見的問題。請巧妙地結合他感興趣的事

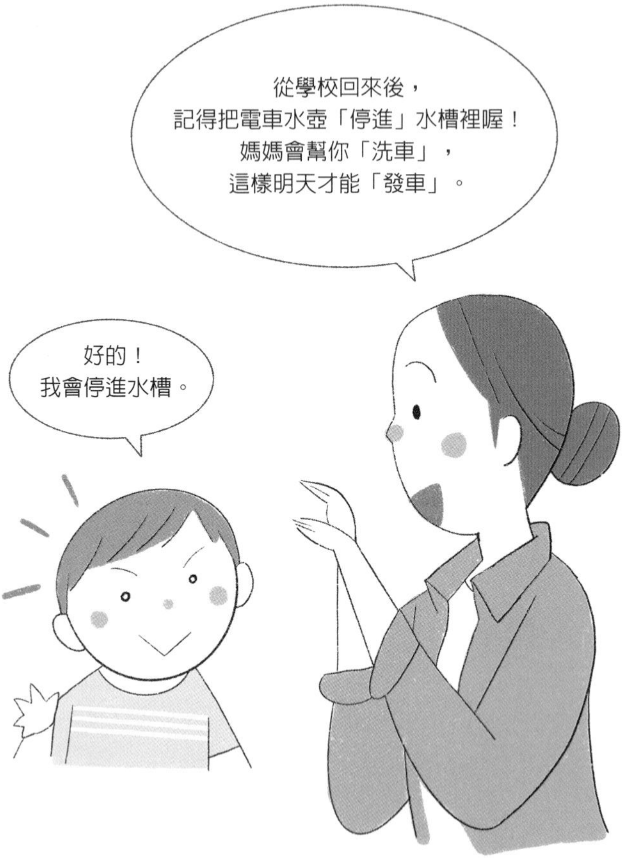
從學校回來後，
記得把電車水壺「停進」水槽裡喔！
媽媽會幫你「洗車」，
這樣明天才能「發車」。
好的！
我會停進水槽。

重點！

- 就算嚴厲提醒也無濟於事
- 多半不是光靠當事人努力就能解決的

◎避免生氣或焦慮，請與他喜歡的事物結合

有ADHD的人往往缺乏專注力，有ASD的人則沉浸在自己的世界裡。這些都是非常普遍的狀況。

身為家長，或許會忍不住想大吼：「給我專心聽！」但這多半是就算當事人努力也解決不了的問題。

理解這點之後，請將無論如何都希望當事人聽進去的話，與他感興趣的事物結合。舉例來說，面對喜歡電車的孩子，可以巧妙地利用電車比喻，說不定就能讓他們專心把話聽完。

至於成年後的發展障礙患者，我會直接告訴他們：「別人對你說話時，你往往會發呆或說些無關的話，最好留意一下。」幫助他們產生自覺。

「我說不定就是?!」
給這樣認為的你

生活指引！

我家孩子開口閉口都是他喜歡的電車。該怎麼辦呢？

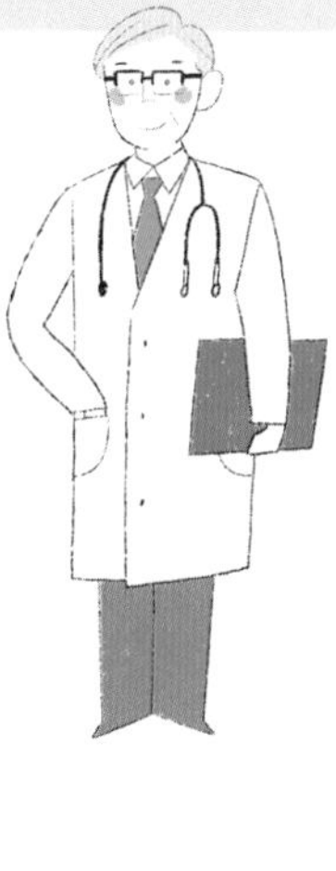

他喜歡的電車世界，就是安心的世界

孩子之所以會固守在自己喜愛的世界裡，是因為那裡對他們來說最安心。反過來說，對他們而言，其他世界或許充滿了不安，待起來很不舒服。所以請不要強行將孩子拉出來，而是先花點時間聽他們聊聊他喜愛的事物。這麼一來，孩子或許就能鼓起勇氣一窺外面的世界。

08

為什麼聽不懂呢？

一般來說應該都聽得懂吧？

無法理解對話的脈絡，總是不斷提問

在對話中使用模糊、不精準的語句，對發展障礙者而言是非常痛苦的事，因爲他們會搞不清楚該如何回答。

前一陣子，有ASD的R小弟（十二歲）來看診時說「我的手指骨折了」。我隨口對他說「手指給我看一下」，他卻當場愣住，反問我：「哪根手指？」就算是孩子，應該也能理解，在這段對話的脈絡下，我想看的是骨折的那根手指。但R小弟卻難以理解這一點，不知道該給我看哪根手指才好。於是我換了個說法：「能讓我看看骨折的那根手指嗎？」他馬上就給我看了。

此外，我在看診時問ASD患者「最近過得如何？」時，他們也常會反問：「哪件事？」「什麼意思？」雖然這句話很好用，我們也總是忍不住在日常生活中使用它，但對有ASD的人而言，卻是非常模糊、難懂的概念。

無法理解模糊的表現，並因此感到困惑

看在別人眼中

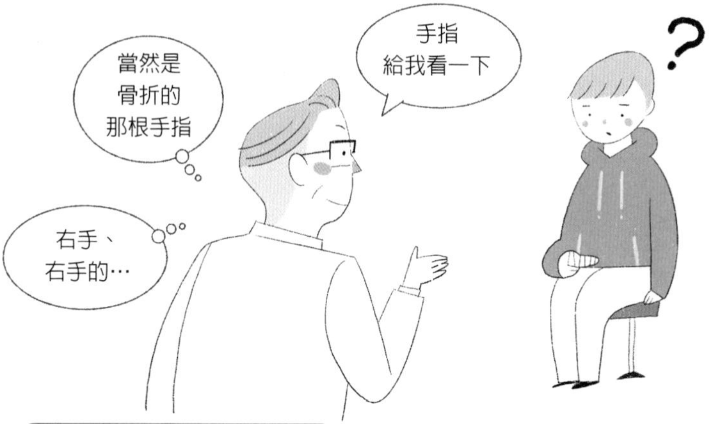
當然是
骨折的
那根手指
手指
給我看一下
?
右手、
右手的…

當事人卻…

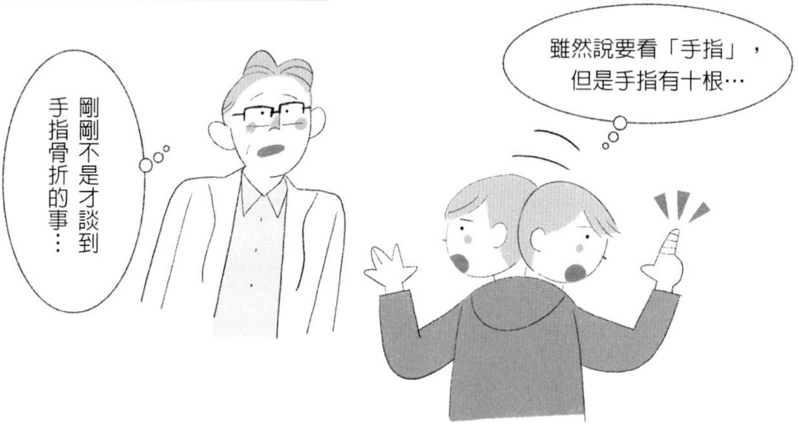
剛剛不是才談到手指骨折的事…
雖然說要看「手指」，
但是手指有十根…

隨便？好好？自由？完全搞不懂！

不論在學校或家裡，都會聽到「你就隨便選一個」「要好好做」「你可以自由發揮」，但我完全搞不清楚要我做什麼、怎麼做，才叫「隨便」「好好」「自由」。而且如果我因為聽不懂反問是什麼意思，對方就會露出很奇怪的表情。（R 小弟，十二歲）

請注意：必須具體表達清楚「何時、由誰、做什麼、怎麼做」等

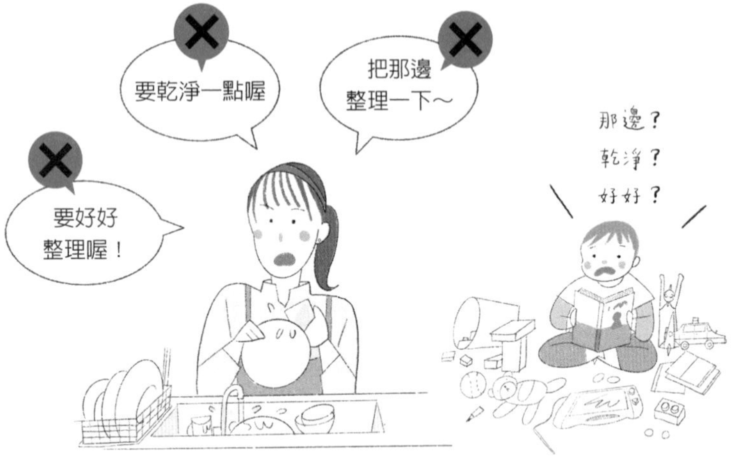
要乾淨一點喔
把那邊整理一下～
要好好整理喔！
那邊？
乾淨？
好好？

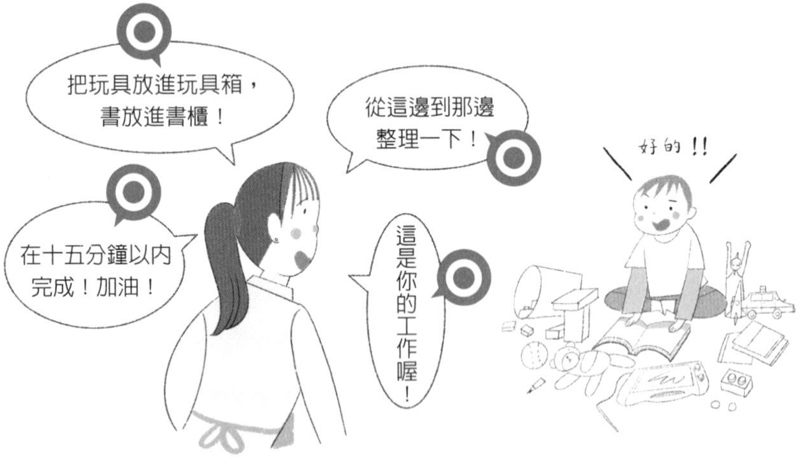
把玩具放進玩具箱，書放進書櫃！
從這邊到那邊整理一下！
在十五分鐘以內完成！加油！
這是你的工作喔！
好的!!

重點！

· 完全不要使用抽象式表現

· 給予明確的時間目標

◎嚴禁使用「這麼說應該聽得懂吧！」

有ASD的人經常會依照字面上的意思理解對方的話。因此，說話時如果抱著「這麼說應該聽得懂吧？」的想法，就很可能無法讓對方理解我們要表達的意思。

舉例來說，當有ASD的孩子在醫院裡大聲吵鬧時，就算對他們說：「你給我差不多一點！乖一點好嗎？」他們也只能理解自己被罵，卻不知道具體上該怎麼做才好。

這時，可以試著使用具體的詞彙，依序說明。譬如：「醫生正在診間跟患者討論重要的事情，如果說話太大聲，他們就無法聽清楚彼此的話。所以要安靜坐好。」此外，給他們一個明確的時間區間也很有效，譬如「只要再十分鐘」，因爲這樣能讓他們有個具體目標可以依循。

「我說不定就是?!」
給這樣認為的你

生活指引！

請醫師教我與孩子溝通的訣竅！

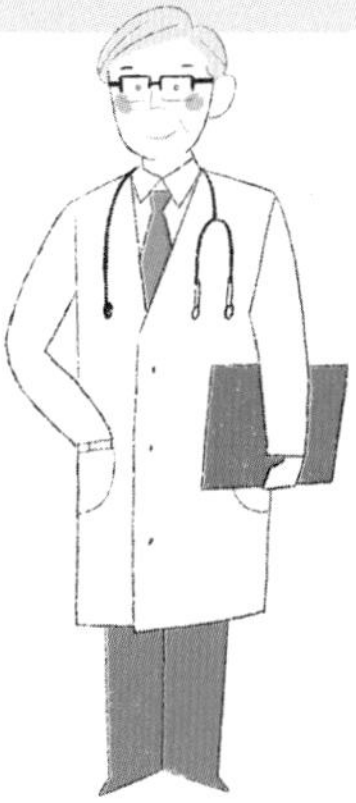

簡短、具體，但是不要省略！

總而言之，就是要具體，而且要整理好重點，盡量長話短說。他們很難理解「這個」「那個」之類的指示代名詞。主詞、受詞和動詞也必須明確，禁止省略。意思是，不能問他們：「國語作業寫完了嗎？」而是要問：「今天的國語作業寫完了嗎？」希望他們整理玩具時，給他們看整理好的照片也是有效的方法，再加上「把亂丟在地上的玩具收進箱子裡」之類的具體說明。

3

看似簡單的溝通，
卻做不到。

有ADHD的人無法抑制自己心中湧現的衝動，不僅情緒變化快速，也無法理解社會默契。

有ASD的人則以自己的世界為第一優先，無法理解團體行動的意義；如果不符合自己相信的道理，就無法接受。

針對個別案例的具體對策，將在接下來為各位介紹。但有個前提是，周遭的人有時必須先從自己開始改變想法。如果希望發展障礙者有所改進，在某些情況下必須明確提出希望他這麼做的理由。

舉例來說，對於討厭團體行動的ASD患者，除了應該在最低限度上同理當事人的心情，也最好能準備一套清楚的論述，說明「為什麼必須和大家一起行動」。在準備與說明的過程中，說不定就能對發展障礙者的言行產生新的看法與理解。面對情緒表現極端，以及動不動就發怒、不爽或大笑的發展障礙者，理解並同理是擬定對策的重要前提。

09

突然就生氣……

現在是笑的時候嗎？

動不動就生氣或大笑，心情容易表現在態度上

有ADHD的E小弟（十二歲）一走進診間，就開始玩遊戲機。媽媽一開始要求他收起來，他就很激動地生氣，大吵大鬧。E小弟的情緒會立刻表現在態度上，不僅容易生氣不爽，在必須保持安靜的場合，也常會開心大笑。

ADHD的衝動性，也會展現在「一看就知道現在心情如何」的態度上，原因之一或許是控制情緒、掌管理性的大腦皮質功能較弱。一般來說，即使腦內產生了憤怒之類的情緒，大腦皮質也會同時下達抑制或控制的指令；然而當大腦皮質功能低下時，就會無法控制衝動，即使只是一點小事，也會立刻生氣或忍不住爆笑。

看在周遭的人眼中，覺得「翻臉像翻書一樣」的情緒大爆炸，也是因爲大腦所展現的世界不同。尤其在孩子身上，這樣的特質可能更加明顯。

大腦皮質功能低下，使情緒表現變得極端

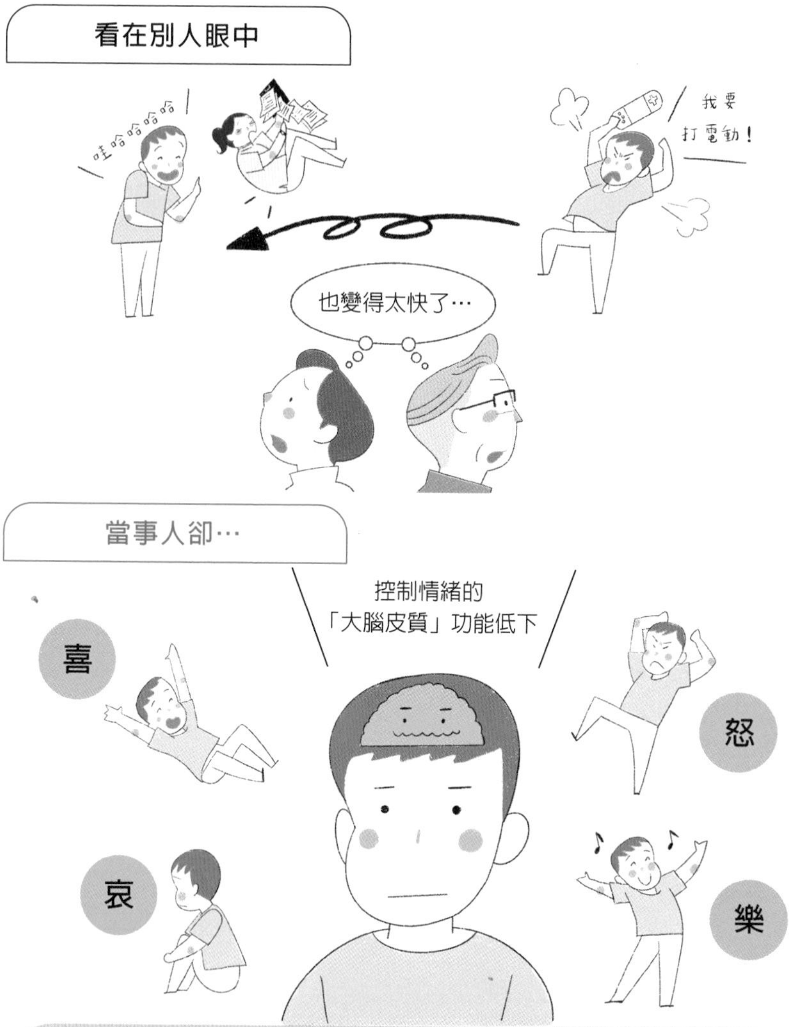
看在別人眼中
哇哈哈哈哈
我要
打電動！
也變得太快了…
當事人卻…
控制情緒的
「大腦皮質」功能低下
喜
怒
哀
樂

遇到討厭的事情會想生氣，不是理所當然的嗎？

媽媽突然叫我把遊戲機收起來，讓我很想生氣。跟醫師說話一點也不有趣，而且我明明就想一直玩遊戲。但後來護理師進來時差點跌倒，他的動作太有趣了，我立刻就笑出來！（E 小弟，十二歲）

跟孩子說話時，必須同理他的情緒，以幫助他冷靜下來為優先

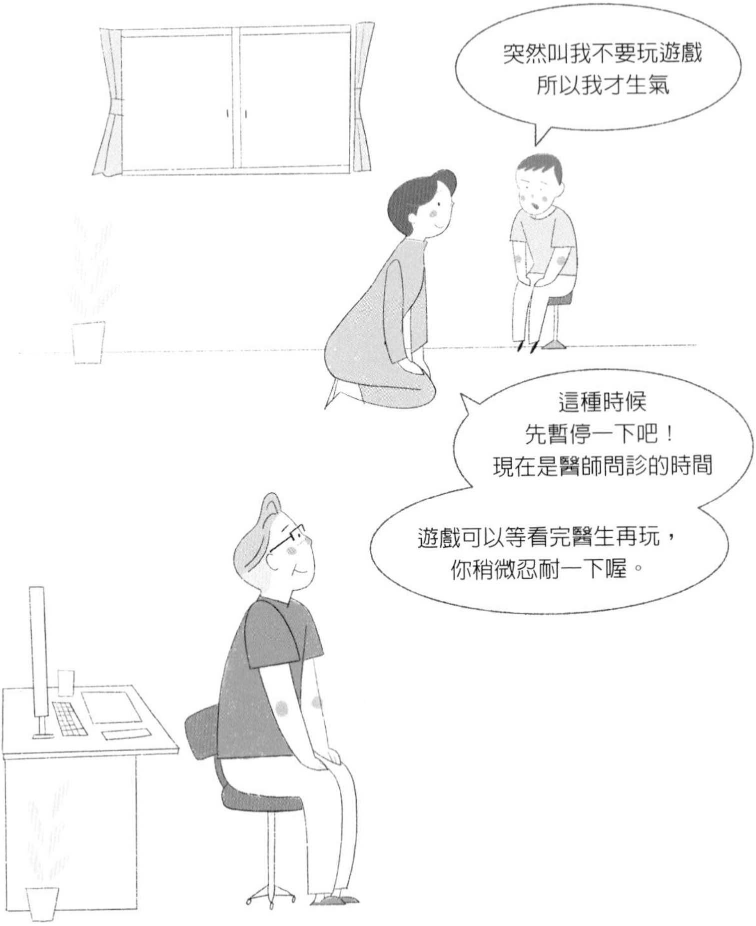

突然叫我不要玩遊戲
所以我才生氣
這種時候
先暫停一下吧！
現在是醫師問診的時間
遊戲可以等看完醫生再玩，
你稍微忍耐一下喔。

重點！

- 離開現場，平靜地與他說話
- 不分青紅皂白開罵，會導致他失去自信

◎家人的陪伴比什麼都重要

即使是情緒容易直接表現在態度上的ADHD孩子，應該也會隨著成長而在一定程度上冷靜下來。但如果自己的孩子極度衝動，家長想必也很擔心；萬一因爲一點小事就變得極端憤怒，甚至暴力，就必須處理。

首先最重要的是讓情緒平復。請將孩子帶到稍微遠離現場的地方，平靜地詢問他理由。接著對理由表示理解，再和他一起思考解決方法，讓他知道這種時候該怎麼做。不分青紅皂白就開罵，會導致當事人失去自信，因此絕對要避免這麼做；此外，如果他能順利控制情緒，也請一定要稱讚他。

累積經驗需要時間，能陪伴他的終究只有家人。請務必溫暖地在一旁守護他。

「我說不定就是 ?!」給這樣認為的你

生活指引！

該怎麼改善容易衝動的個性？

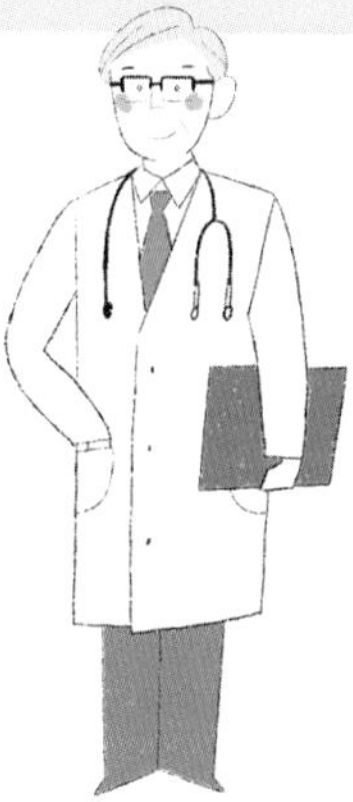

暫時冷靜一下，理解自己的憤怒

當情緒快要爆發時，請先冷靜一下，給自己一段理解「我正在生氣」的時間，並請在這段時間內盡量冷靜下來。如果你寫了一封充滿憤怒的郵件，請先暫時不要寄出，等情緒平復後再回頭檢視，也是有效的方法。不過從另一方面來說，倒也不需要完全控制情緒。只要情緒起伏沒有大到造成旁人的困擾，擁有豐富的喜怒哀樂也是很重要的。

10

不能稍微忍耐一下嗎？

也太暴躁了吧？

因為一點小事就生氣，而且難以平復

ADHD的特質之一是情緒控制能力差，但這多半會隨著年齡成長而改善；話雖如此，仍有些人即使在成年後，依然受其影響。比如在餐廳裡被要求等待時，就會忍不住對店員發飆；就算店員只是按標準作業流程處理，有些人也會因此發怒。

R小姐（三十歲）之前在便利商店買酒時，店員要求她按下「確認是否已成年」的按鈕，她聽到之後忍不住大吼：「用看的也知道吧！」雖然有些門市能彈性應付這種狀況，但有時也會演變成糾紛。

又譬如，某次她在速食店點餐時，店員問她：「要不要搭配薯條？」她也強硬地回答：「我沒有說要點薯條吧！」

無論哪種情況，店員都只是依標準作業流程來進行，一般人就算多少覺得有點煩，也能理解「這只是平常的狀況」。但R小姐無法理解所謂的「平常」到底是怎麼一回事，因此會覺得煩躁。

無法理解「平常」，所以忍不住煩躁

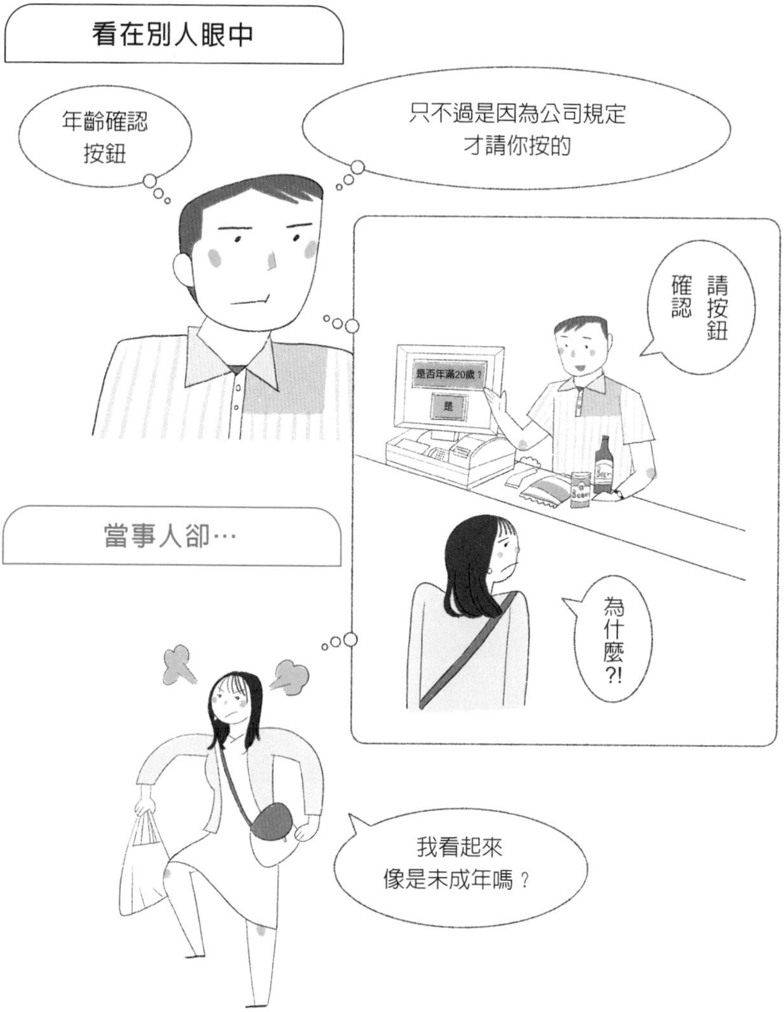
看在別人眼中
年齡確認按鈕
只不過是因為公司規定才請你按的
請按鈕確認
是否年滿20歲？
是
當事人卻…
為什麼?!
我看起來像是未成年嗎？

世界上充滿了無意義的事。為什麼大家都不生氣？

便利商店的「年齡確認按鈕」有意義嗎？我的外表看起來就跟實際年齡一樣，都是三十歲，怎麼可能是未成年人？確認這種沒有意義的事情真的很浪費時間。「用看的也知道吧！」難道大家都不會想說這句話嗎？（R小姐，三十歲）

面對暴怒的對方，千萬不能硬碰硬，請冷靜地應對

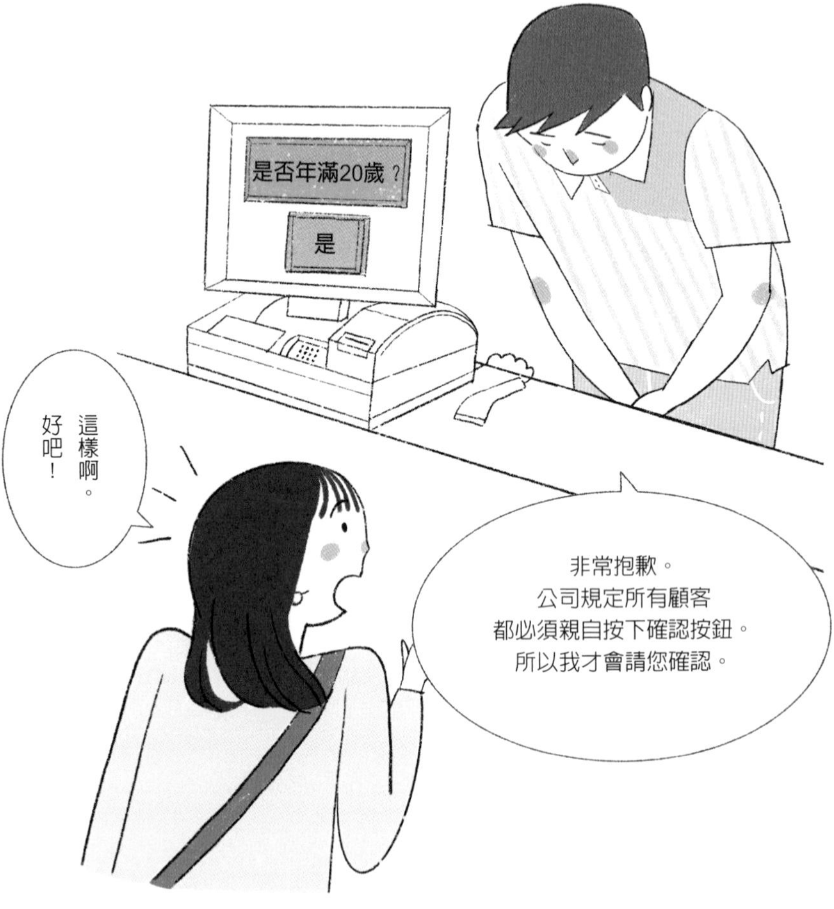
是否年滿20歲？
是
這樣啊。好吧！
非常抱歉。公司規定所有顧客都必須親自按下確認按鈕。所以我才會請您確認。

重點！

· 情緒性回應徒然消耗彼此能量
· 瞬間的憤怒多半會立刻平息
◎請冷靜地應對，不要硬碰硬

面對突然暴怒的ADHD患者，大吼回去只是徒然消耗彼此的能量，應避免因爲受他們的影響而變得情緒化。請冷靜地接納對方的怒氣，並表示理解；如果自己有錯，就坦率承認，同時表達己方的想法和狀況。

如果對方的憤怒過於強烈，有時確實不得不暫時忍耐。如果有必要，也可以先道歉（不管誰對誰錯），之後再找時間好好說明。

ADHD患者的怒氣雖然會在瞬間爆發，但多半不會持續太久；在許多情況下，他們甚至會很乾脆地承認「我也有錯」。由於他們的情緒表達豐富，道歉後也很有可能變得比之前更友善。

「我說不定就是 ?!」
給這樣認為的你

生活指引！

店員標準化的態度總讓我忍不住煩躁！該怎麼辦才好？

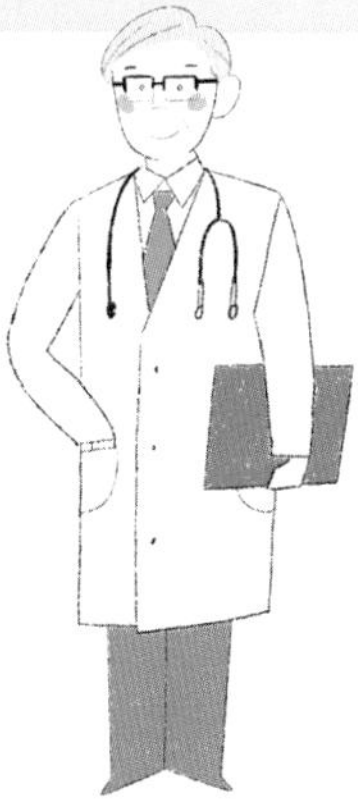

不妨試著把對方看成「機器人」

「把對方看成機器人」也是一種方法。以對店員生氣為例，如果是便利商店的無人收銀機、餐廳的自助點餐機或點餐用的平板電腦，這些機器都是採取標準化流程，想必你不會覺得它們很煩吧？所以可以對自己說：「這個人只是被輸入標準作業程式的機器人。」用這種方式度過情緒化的時間，應該就能漸漸冷靜下來。

11

無法配合其他人！

擅自行動……

不懂得遵從指示，無法適應學校的團體生活

有ASD的A小妹（七歲）父母接到學校的連絡。學校表示，A小妹非常討厭遠足或運動會練習之類的團體活動，在班上總是獨自一人做著其他事情。

A小妹擁有自己的世界觀，無法理解為什麼非得和大家一起行動不可。即使有老師的指示，她也無論如何都不覺得和大家一起行動是必要的，所以並不會遵守。雖然會被誤以為是叛逆，但這與叛逆完全是兩回事；先不論叛逆與否，她根本不理解團體行動的必要性。

遠足時，她可能會被突然出現的蝴蝶吸引，於是脫隊亂跑。由於「必須配合團體」的意識薄弱，所以她更重視自己的興趣，也理所當然會去追求。

此外，學校有活動時，她也會因為環境變得與平常不同而容易焦慮和緊張，並因此手足無措。這種時候，如果老師再給予強硬的指令，會讓她更加困惑，也更無法和大家一起行動。

無法理解和大家一起行動的意義

看在別人眼中

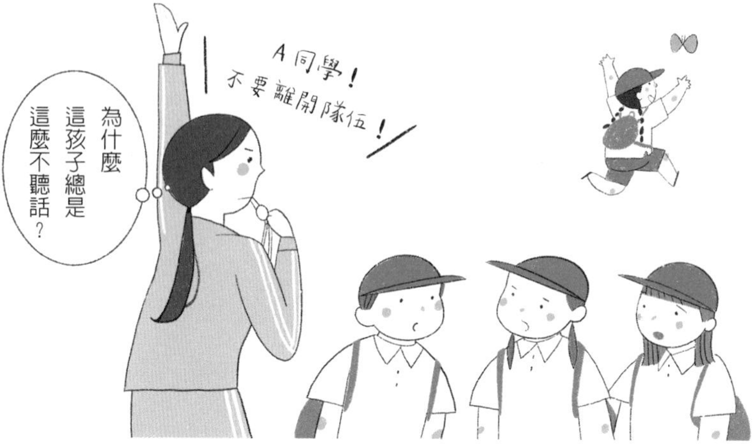
為什麼這孩子總是這麼不聽話？
A同學！不要離開隊伍！

當事人卻…

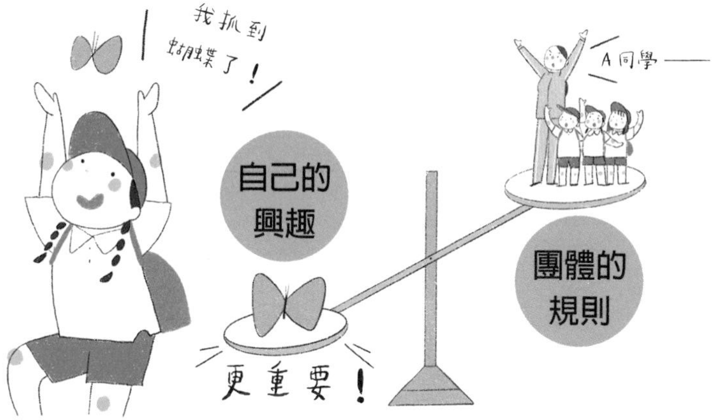
我抓到蝴蝶了！
A同學——
自己的興趣
團體的規則
更重要！

我必須為了配合大家而忍耐嗎？

學校的老師會說：「接下來，大家一起做○○○吧！」但我又不想做，當然就不會去做。遠足時和大家一起走路也很無聊，所以當美麗的蝴蝶出現時，我就跑去看了，結果被老師罵。我已經想回家了。（A 小妹，七歲）

與其勉強他們從事團體活動，不如營造能讓他們追求「興趣」的環境

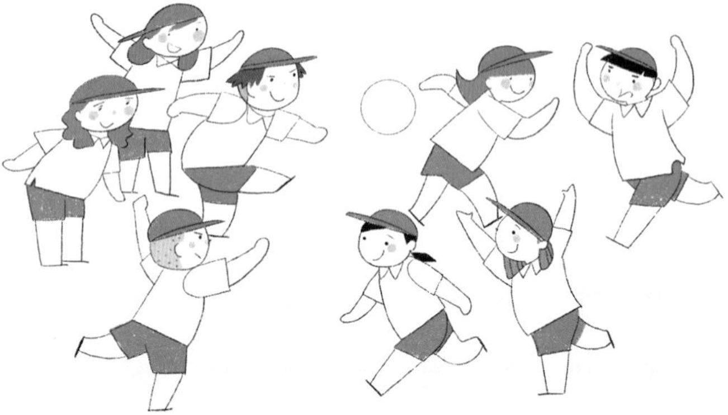

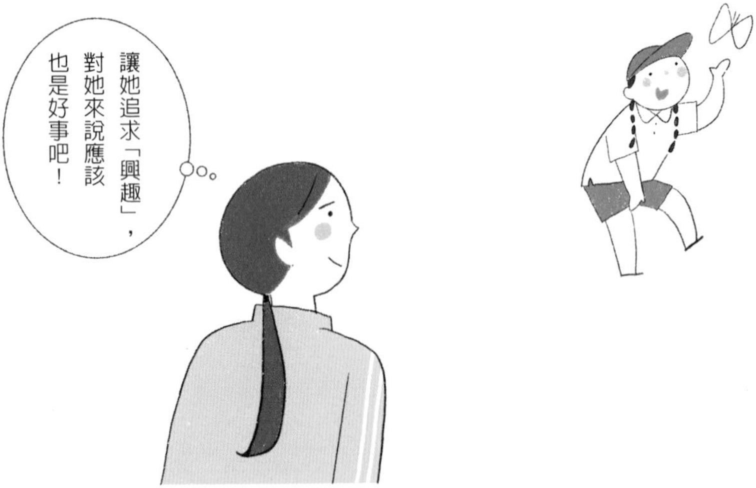
讓她追求「興趣」，
對她來說應該
也是好事吧！

重點！

- 想讓他們融入團體的努力，往往只是徒勞
- 他們有時並不想「與其他人好好相處」

◎把擁有自己的世界變成他們的優點

我想，就算Ａ小妹問我：「爲什麼必須和大家一起行動？」我應該也不知道該如何回答吧。因爲就算回答「這是規定」，她也不一定能理解。

雖然程度差異各有不同，但讓當事人做自己想做的事情，或許才是最幸福的。乍看之下，與周圍格格不入好像很可憐，但當事人通常不太有「想與其他人好好相處」的意識，沉浸在自己喜歡的事物裡反而更開心。學校可說是團體生活的基礎所在，所以請清楚告訴學校當事人的這項特質，並取得理解。擁有自己的世界也是優點。請接受孩子的特質，把他們當成儘管有點與眾不同但很有趣的孩子吧！

「我說不定就是 ?!」
給這樣認為的你

生活指引！

我家孩子缺乏協調性，我很擔心他的將來。他有辦法好好適應這個社會嗎？

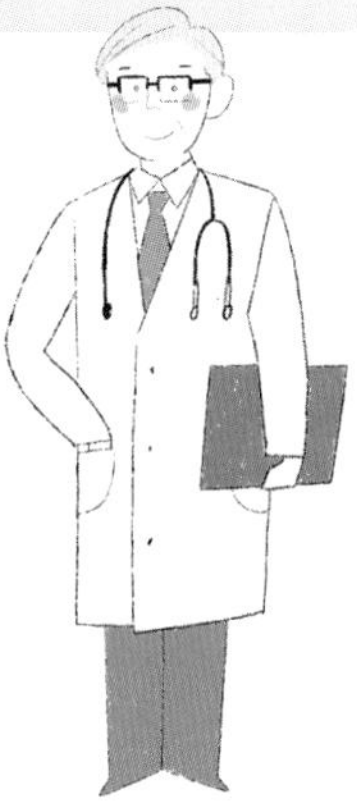

邁向接受不同特質與個性的多樣化社會

因為孩子表現得特立獨行而擔心他的將來，是無可厚非的；但若能讓他發展自己的「興趣」，說不定將來還能與工作銜接。社會上尊重多樣性的趨勢越來越明顯。即使是有 ASD 傾向的人，未來應該可以生活得遠比現在更輕鬆吧？隨著網路發達，不需要與人接觸就能完成的工作，想必也會越來越多。

12 不懂得判斷氣氛或顧慮別人，徹底堅持自己的道理

他會幫忙吧？

滿嘴藉口……

即使在發展障礙者當中，ASD患者也是特別重視合理性的一群。這樣的他們，除非能認同某件事背後的道理，否則不會行動，而且也很少做出順應氣氛或顧慮他人的行為。看在周圍眼中，這些人就是「缺乏協調性」。

舉例來說，前幾天上司要求F小姐（二十六歲）支援公司的一項活動。雖然上司說：「人手不足，麻煩你了。」但她卻馬上就拒絕。如果是一般人，應該會基於「有困難時，彼此幫忙是應該的」「更何況是上司的請求」等考量而答應下來，但F小姐的邏輯是「這又不是我的工作」「一開始就應該想出有可能執行的企畫」。

F小姐絕不是冷漠，而是真的不知道自己為什麼必須幫忙。對於無法理解的事情，她會用道理徹底反駁，絕不退讓。雖然大家都覺得她應該以更有彈性的方式應對，但像F小姐這樣的人，腦中有自己堅若磐石的規則，難以輕易打破。

難以理解偏離自己道理的事情

看在別人眼中

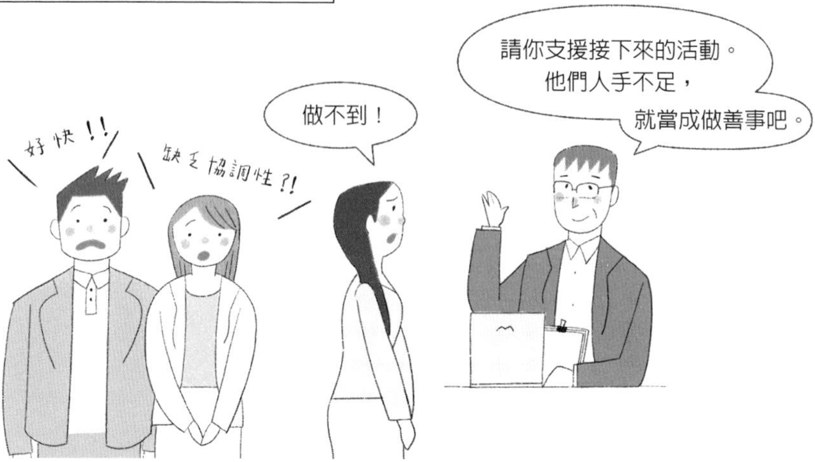
好快！！
缺乏協調性？！
做不到！
請你支援接下來的活動。
他們人手不足，
就當成做善事吧。

當事人卻…

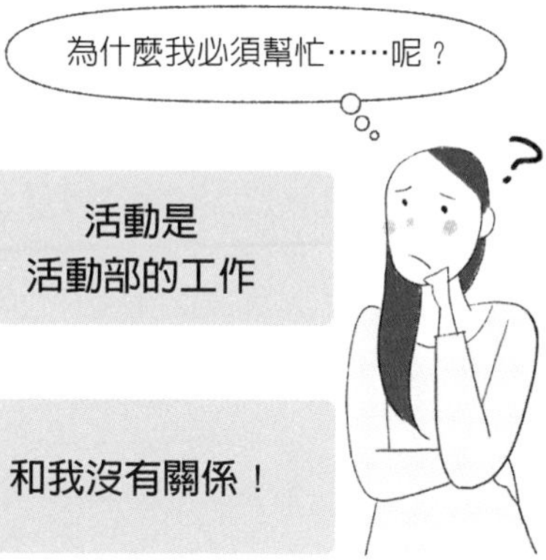
為什麼我必須幫忙……呢？

我的工作是會計 → 活動是活動部的工作 → 人手不足是活動部的責任 → 和我沒有關係！

我只做自己的工作，我沒有錯！

我會把自己的工作做到完美；至於其他工作，那就不是我的責任。話說回來，想出這麼不合理的活動，是企畫者的問題，為什麼我非得幫他擦屁股不可呢？做好自己平常的工作，對公司的幫助還更大。所以我沒有錯。（F小姐，二十六歲）

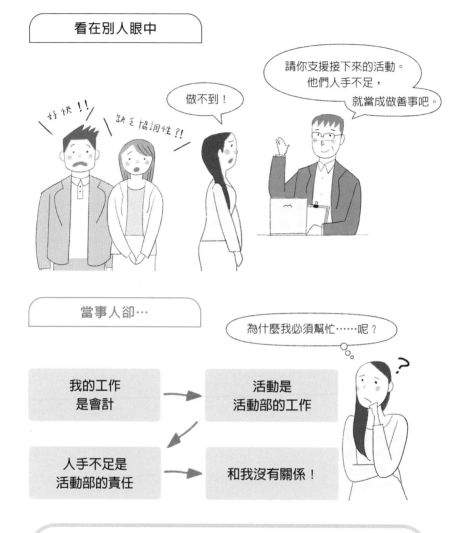

好好說明己方的道理，他們有時就會爽快地接受

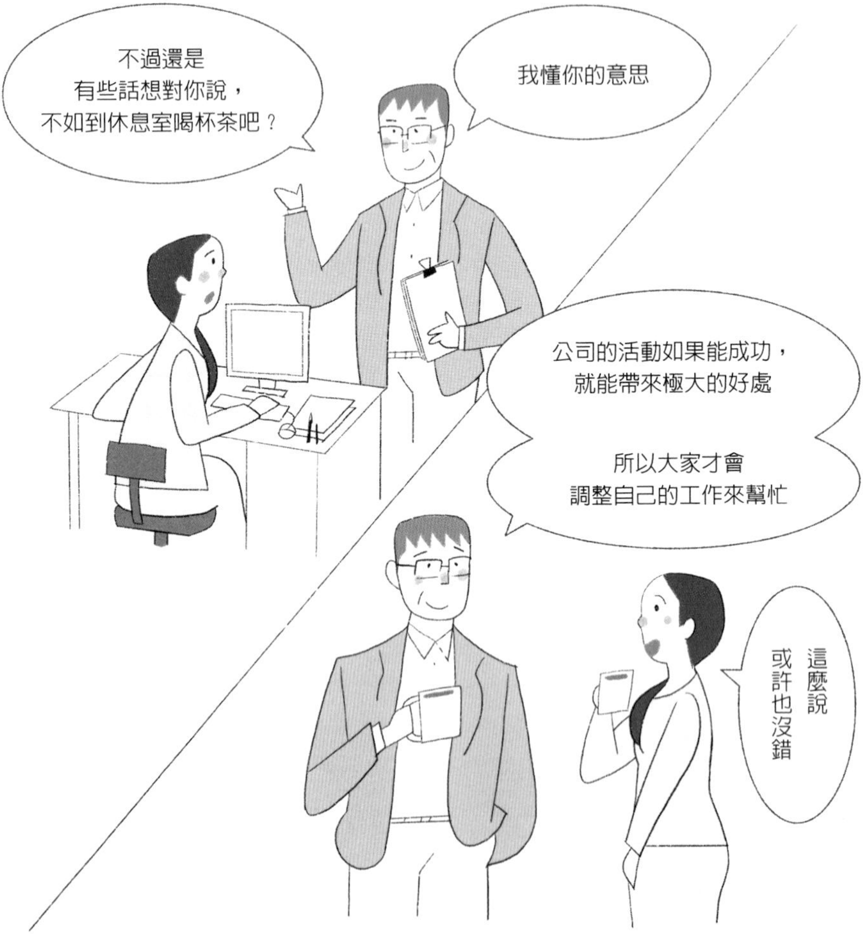
我懂你的意思
不過還是有些話想對你說，不如到休息室喝杯茶吧？
公司的活動如果能成功，就能帶來極大的好處
所以大家才會調整自己的工作來幫忙
這麼說或許也沒錯

重點！

· 他們絕不是想反抗
· 表示同理後，也請說明自己的道理
◎如果對方的道理正確，也請尊重

在這種情況下，與發展障礙者的基本互動原則依然有效，那就是冷靜、平穩地告訴他「我懂你的意思，但要不要換個角度想」；換句話說，就是表示理解對方後，也說明己方的道理。對方並不是爲了反抗而反抗，所以如果他能接受你的說法，或許也會覺得這麼說不無道理，並爽快地接受。

但絕對不能強迫。

如果用「公司就是這樣運作」之類的理由強迫對方遵守，只會招致怨恨，導致關係惡化。有時自己後退一步，尊重對方的想法，也是一種和平的解決方式。

話說回來，在現今這個時代，做出無法妥善說明的指示，說不定才是更有問題的。

「我說不定就是 ?!」
給這樣認為的你

生活指引！

我是上班族，但非常討厭交際應酬。我還做得下去嗎？

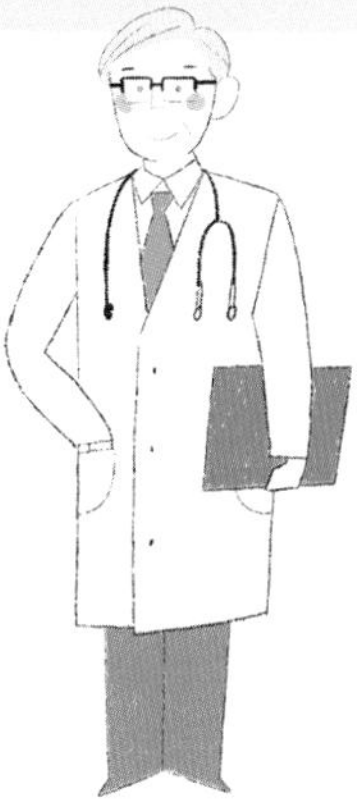

討厭沒關係。公司也會逐漸改變

如果是上班族，工作時必須在一定程度上與人互動；但只要達到最低限度的要求，聚餐等討厭的交際應酬也可以選擇不參加。在過去，缺乏協調性的員工會被視為問題，但隨著新冠肺炎疫情帶來的工作方式改革，要求員工參加無意義應酬的企業也越來越少了。

4

和別人相比，
自己的情緒
總是很不穩定。

發展障礙者在目前為止的人生中，大多都有因為一點小事而與人發生爭執或衝突、糾紛的經驗，使得根植在內心深處的自我否定感與自卑感不斷膨脹。其中，ＡＳＤ患者不擅長面對與平常不同的狀況，即使過著平凡無奇的生活，但在面對每天都可能出現的新事物時，仍會感受到難以估量的強烈不安。光是這一點，就足以讓他們筋疲力盡。

這些煩惱與不安雖然無法輕易消除，若能透過巧妙的引導，仍有機會減輕。

不過麻煩的是，發展障礙者也不擅長察覺自己心中湧現的負面情緒，並透過言語及態度表現出來，因此就算是周遭的人，往往也難以發現。

針對這種心理上的問題，如果父母、手足、伴侶或配偶等親近的家人，能在日常生活中仔細觀察，確實察覺發展障礙者內心的微妙變化，那是再好不過的了。畢竟這些人對發展障礙者而言，是最親近、相處時間最長的人。

13

到現在還走不出來？

你應該更有自信！

「反正我就是很糟糕……」對自己沒有自信

有ASD的B小姐懷抱著強烈的自卑感，總是把「反正我就是很糟糕……」「我不覺得接下來會順利」之類的消極語句掛在嘴邊。

對發展障礙者來說，從小挨父母或老師的罵、與別人起爭執、有過許多失敗經驗……可說是司空見慣；長大成人後，也會因爲這些特質降低對自己的評價，難免容易覺得「自己是個糟糕的人」，從負面角度看待自己，抱持自卑感。

尤其ASD患者具有「記憶力佳」的特質，在他們腦中，挨罵或挫折之類的負面經驗，經常連細節都記得一清二楚，時不時就在腦中播放。換句話說，他們長年來反覆再現（flashback）負面經驗，因此比一般人更難忘記不愉快的回憶。這種經驗一再重複的結果，使得他們的自卑感越來越強烈；即使只是被稍微念個幾句，也會覺得事情很嚴重，或是產生反彈。

不斷地在腦中重溫過去的負面記憶

看在別人眼中

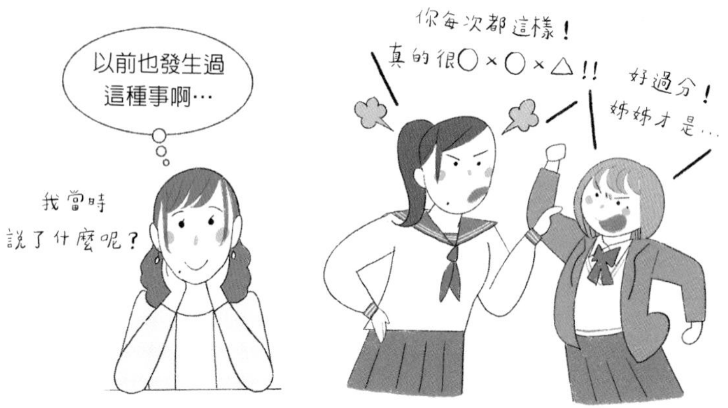
以前也發生過
這種事啊⋯
我當時
說了什麼呢？
你每次都這樣！
真的很○×○×△!!
好過分！
姊姊才是⋯

當事人卻⋯

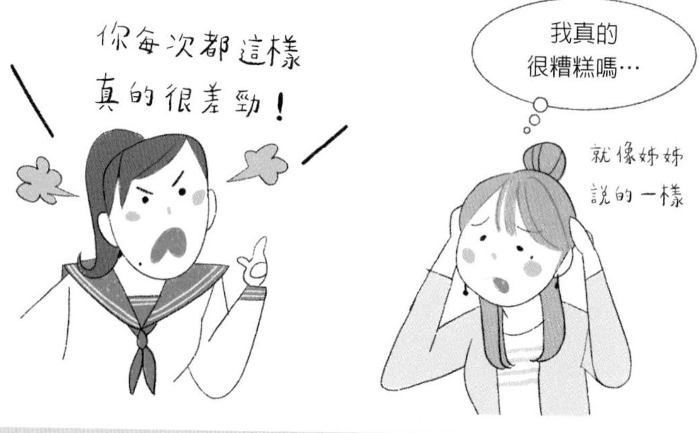
你每次都這樣
真的很差勁！
我真的
很糟糕嗎⋯
就像姊姊
說的一樣

明明不想記住，卻擅自回想起來。實在太痛苦了

過去的痛苦記憶突然清楚地浮現腦海。昨天也回想起十年前和姊姊大吵時的情景，就連所處的場所、姊姊的表情、彼此互罵的內容都很清晰。姊姊罵我的話在腦海中反覆播放，害我做什麼事都提不起勁⋯⋯（B 小姐，三十歲）

不要否定他們自虐式的思考，要傾聽並同理。同時也告訴他們好的一面

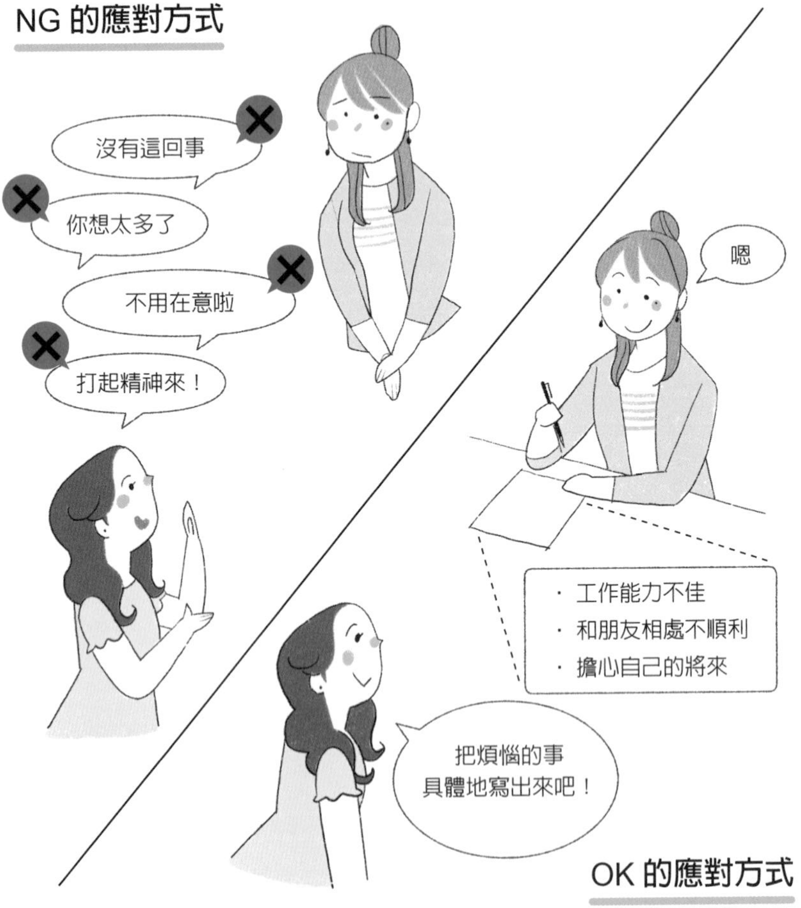

NG 的應對方式
沒有這回事
你想太多了
不用在意啦
打起精神來！
嗯
・工作能力不佳
・和朋友相處不順利
・擔心自己的將來
把煩惱的事
具體地寫出來吧！
OK 的應對方式

重點！

・自卑感來自長年經驗累積
・同理並確實傾聽
◎告訴當事人他的「優點」

對於那些具有發展障礙傾向，且受自卑之苦、缺乏自信的人而言，跟他說「完全沒有這回事」的效果並不好。一個不小心，還可能被對方理解爲「你根本不願意了解我」。

如果身邊的人正因爲自卑感而苦惱，請傾聽他的煩惱吧！由衷同理、不帶否定的傾聽態度，能將「我想了解你」的心意傳達給對方。請對方列出煩惱清單也很有用，能整理混亂的思緒。

最重要的是，在對方冷靜的時候，指出他的優點。譬如「你製作的資料擁有極高的正確性」「敏捷性無人能敵」等等。

「我說不定就是 ?!」
給這樣認為的你

生活指引！

自信離我非常遙遠。該怎麼做才能輕鬆一點呢？

如果太痛苦，請果斷地找醫師商量

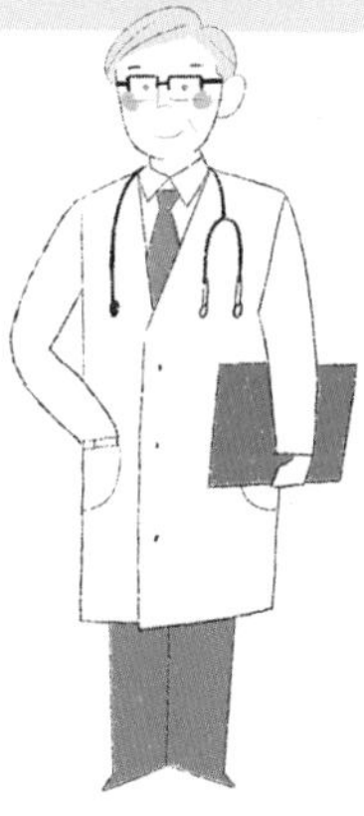

憂鬱症與焦慮症是發展障礙常見的併發症。尤其是憂鬱症，據說每一百人中，就有約六人罹患或曾經罹患，但要判斷是否因發展障礙而導致並不容易。如果覺得自己的心理負擔很重，請果斷地前往身心科或精神科求診，與醫師商量是否該接受諮商或藥物治療。

14 就算是一點小事，也會陷入嚴重焦慮

不要那麼害怕嘛！

沒什麼啊

一般認為，ASD患者因為大腦機制的關係，比一般人更容易感受到焦慮。人類之所以會焦慮，是因為腦中杏仁核受到刺激、變得亢奮的緣故；而ASD患者往往有杏仁核過於敏感的傾向。

這種特質特別容易出現在發生變化的時候。有ASD的J小妹（六歲）只要被帶到陌生的地方，或是發生與平常不同的事情，就容易強烈地感到緊張與焦慮。前幾天媽媽帶她去剛蓋好的公園時，她在入口就僵住了。J小妹滿腦子都是對「未知場所」的不安，聽不見也看不見開心對她說話的媽媽。

一般都說，有ASD的人很固執，但這多半是出於強烈的焦慮，所以才會執著於和平時完全相同的事物；幼小的孩童甚至有可能只因為走不同的路或換床單，就開始大吵大鬧。有些人在長大後就會穩定下來，但也有不少人仍保留著不喜歡改變的特質，以及容易焦慮的傾向。

即使只是微不足道的事，
也不擅長應對「不同於平常」的狀況

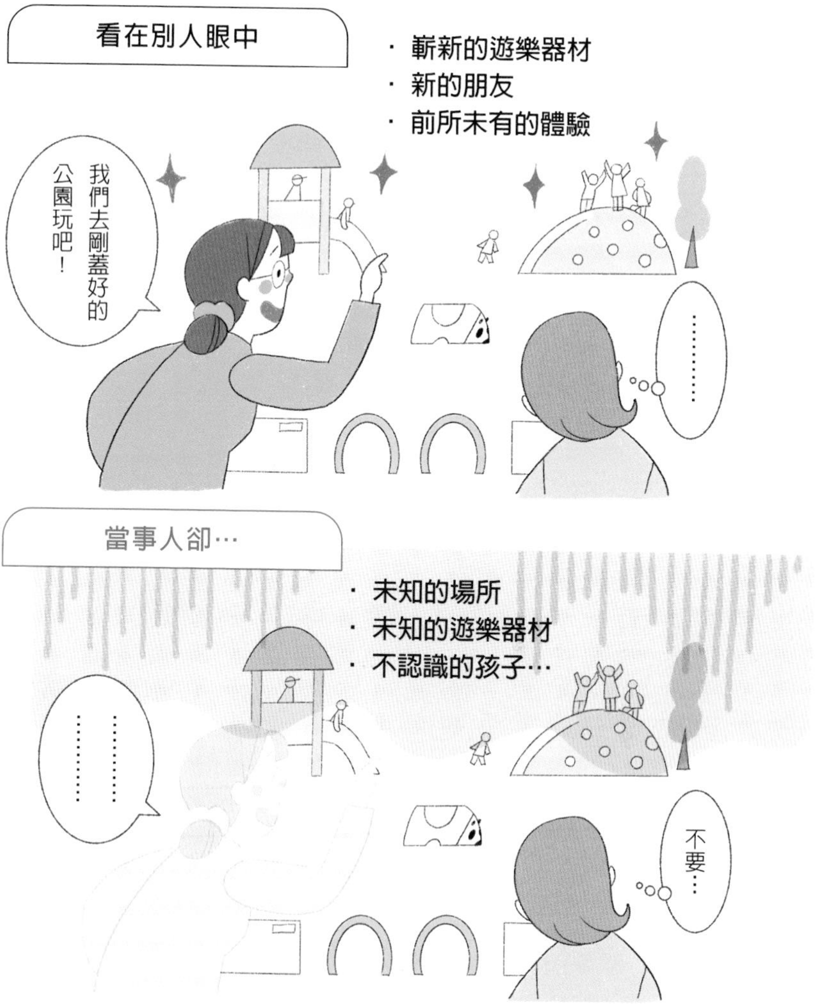
看在別人眼中
· 嶄新的遊樂器材
· 新的朋友
· 前所未有的體驗
我們去剛蓋好的公園玩吧！
…………
當事人卻…
· 未知的場所
· 未知的遊樂器材
· 不認識的孩子…
…………
不要…

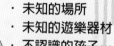

想讓孩子體驗新事物，卻每次都落空

我家的孩子非常喜歡「和平常一樣」。只要帶她去沒去過的地方，就會露出不安的樣子，全身僵硬，立刻就說「我想回家」。我想帶她去很多地方，給她全新的體驗，但是每次都落空，甚至造成反效果。（J 小妹的母親）

重點是「說明」和「預告」幫助他一點一點地體驗新事物

「和平常不一樣」時要先預告

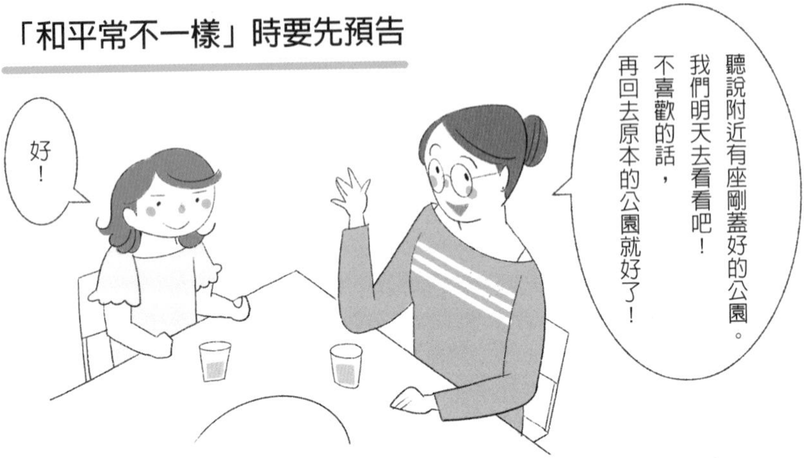
聽說附近有座剛蓋好的公園。我們明天去看看吧！
不喜歡的話，再回去原本的公園就好了！
好！

讓他逐漸習慣「和平常不一樣」

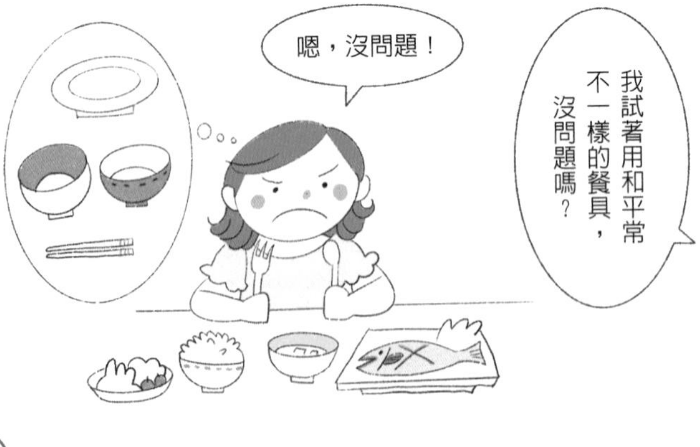
我試著用和平常不一樣的餐具，沒問題嗎？
嗯，沒問題！

重點！

· 事先預告能有效減輕不安

· 周遭的人要是也跟著焦慮，會導致症狀惡化

◎從微小的變化學習「不一樣也沒問題」

必須採取與平常不同的行動時，需要的是「預告」。舉例來說，準備要去沒去過的地方之前，先預告「這個週末要去這樣的地方」；或是如果要走與平常不同的路線，先告知「今天在施工，所以我們要走不同的路」。像這樣加上仔細說明的預告，就能取得當事人的理解，並減輕他的不安。這個方法對大人也很有效。

除此之外，也請透過日積月累的練習，逐漸適應「與平常不同」的狀況吧！譬如更換餐具，或是從步行改騎自行車。透過這樣的經驗累積，就能學會「和平常不一樣也沒關係」。但是不要躁進。先稍微嘗試看看，如果無法適應，也可以選擇恢復原狀。如果急於給予重大變化，可能會導致症狀惡化。

「我說不定就是 ?!」
給這樣認為的你

生活指引！

我討厭的事物和情境很多。該如何避開才好？

請試著列出「我的 NG 清單」

像是「鬼屋絕對不行」「討厭搭飛機」「不想和第一次見面的人吃飯」等等。你可以把會讓自己焦慮，甚至會想大叫的討厭情境全部寫出來，整理成「我的 NG 清單」，隨時提醒身邊的人。每個人都或多或少有討厭的事情，這麼做一定能獲得他人理解。

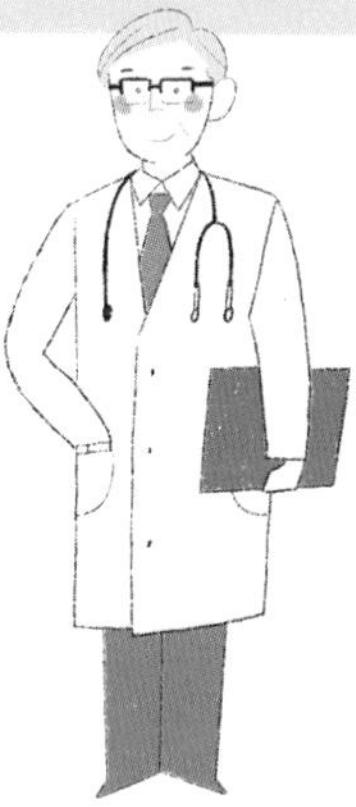

15 面無表情，不知道是開心還是難過

好冷漠

不知道腦子裡在想什麼

有ASD的K小妹（十二歲）即使在診間裡說話，也是面無表情、不太表現出情緒的樣子；就連前陣子她提到自己在學校遭到排擠時，還是一樣若無其事地說著，看起來好像不太在意。但如果仔細聽她的話，就會發現她的內心其實非常難過，受到嚴重的傷害。

有ASD的人無法順利展現自己的情緒，往往很不擅長溝通。難過時說不出「難過」，也無法露出難過的表情；即使在非常開心的時候，也同樣表情平淡，話也偏少。

之所以這樣的理由眾說紛紜。最目前有力的說法是，他們大腦中名爲「鏡像神經元」的神經細胞可能較不發達。當人類對身邊的人產生共鳴時，鏡像神經元就會開始運作；而鏡像神經元不發達的人，不管是解讀他人的情緒，或是將自己的情緒傳達給他人，都會出現困難。

明明有情緒，卻無法表現出喜怒哀樂

看在別人眼中

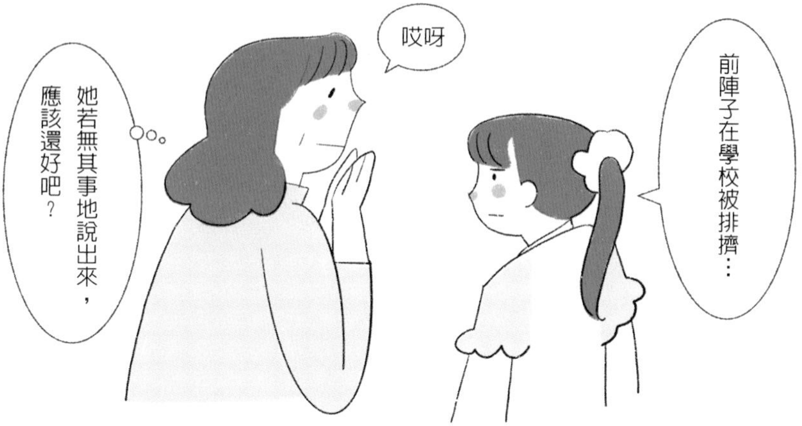
前陣子在學校被排擠…
哎呀
她若無其事地說出來，應該還好吧？

當事人卻…

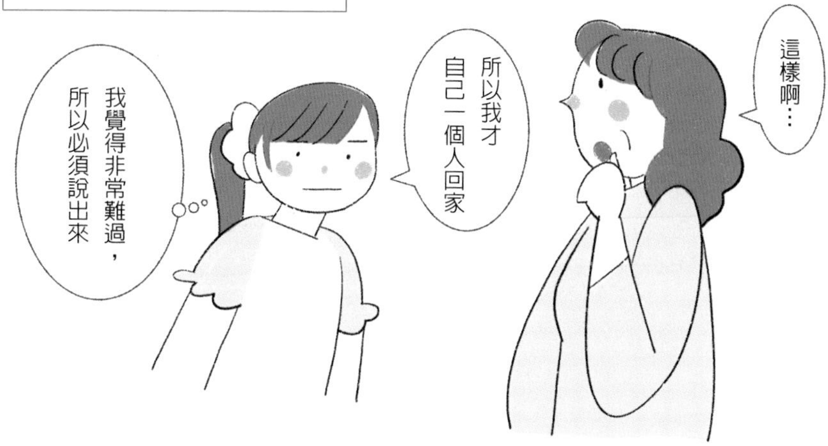
所以我才自己一個人回家
這樣啊…
我覺得非常難過，所以必須說出來

該如何將我的心情傳達給別人呢？

被排擠讓我覺得非常難過，但我該如何把自己的心情告訴媽媽或老師呢？我也會難過、困擾、快樂，但身邊的人都說：「你總是一副撲克臉。你心裡到底在想什麼呢？」（K 小妹，十二歲）

揣摩他的情緒並轉換成語言，或是用誇張的表情增加他的同理體驗

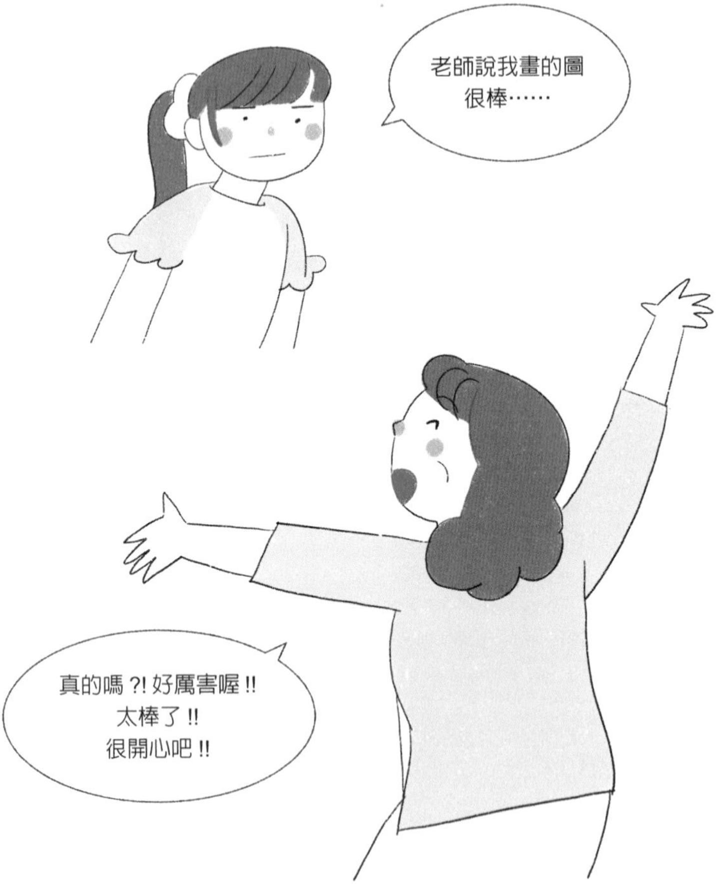
老師說我畫的圖很棒……
真的嗎 ?! 好厲害喔 !!
太棒了 !!
很開心吧 !!

重點！

- 面無表情的臉孔之下，蘊藏著豐富的情緒
- 只是不擅長表現情緒罷了

◎幫當事人說出他的心情

有ASD的人並不是缺乏情緒起伏，而是有時即使內心波濤洶湧，也難以向他人展現。周圍的人請先確實理解這一點，再主動揣摩他們的情緒。

如果是孩子，父母可以幫他們把心情說出來，譬如：「你很開心對吧！」「好難過喔。你也是吧？」

也許孩子只會輕輕點個頭，但如果能增加與親近之人共鳴的體驗，或許就能讓他們逐漸學會主動表達情緒。做出稍微誇張一點的表情給他們看，或是搭配誇大的肢體語言，表現得明顯一些，也很有效。

「我說不定就是 ?!」
給這樣認為的你

生活指引！

我應該勉強自己露出笑臉，或是做出悲傷的表情比較好嗎？

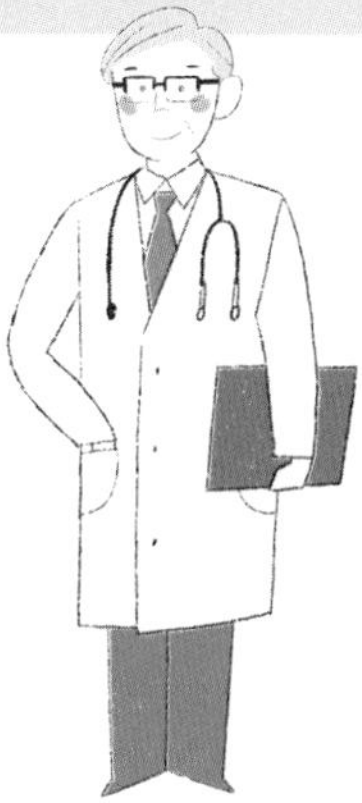

透過語言與文字表達情緒，也是一個方法

勉強做出表情也只會顯得生硬不自然。如果可以的話，試著用語言清楚表達「開心」「快樂」或「悲傷」如何呢？即使面無表情，語氣平淡，只要說「我很開心」，應該也能讓對方理解你的情緒。如果真的做不到，透過電子郵件之類的文字來表達也是一個方法。表情雖然是溝通的重要元素，但並不是全部。

醫師聊天室

1

ADHD 和 ASD 容易產生的併發症

針對發展障礙者容易併發的精神疾病防範於未然

ASD 與 ADHD 都必須注意併發症的問題。「併發症」指的是因為發展障礙之故，多次發生問題、持續處在緊張狀態、不斷再現過去的痛苦回憶所併發的次發性精神疾病。

具體來說，現在已經知道發展障礙容易併發焦慮障礙、強迫症、社交恐懼症、憂鬱症、雙極性障礙、睡眠障礙、人格障礙、依附障礙、成癮症與飲食障礙等。尤其是睡眠障礙，目前已知有相當比例的發展障礙者也有這項問題。

至於孩子，則更容易出現依附障礙，他們無法與父母或養育者形成情感連結，導致情緒與人際關係發生問題。

當這些併發症出現時，生活將會變得更加辛苦。周圍的人們若能充分理解相關的併發症、採取正確處置、防範發展障礙容易出現的問題於未然；或是即使發生問題，也能妥善處理、陪伴並支持當事人，就是預防併發症的最佳對策。

第 2 章

因格格不入
而引起的問題

行為的困擾

如何妥善應對發展障礙者
不符周遭預期的行為

1

不夠沉穩，
頻頻出錯。
總是讓周遭的人
擔心。

ＡＤＨＤ患者具有強烈的過動或衝動傾向，總是不斷走動，很難好好待著，注意力也很容易不斷轉移到不同的事物。由於有「發展性協調運動障礙」的問題（動作不協調，姿勢控制及平衡能力不良），所以拿在手上的東西總是馬上掉落並損壞，也不擅長需要配合別人的運動或行動。

除此之外，發展障礙者還可能因為感官過度敏感、注意力渙散、固執、追求新奇性等各種原因導致挫折或引發問題。除了讓周圍的人擔心，有時候也可能惹別人生氣。這些問題導致許多發展障礙者更加陷入困境，甚至招致更大的麻煩，陷入惡性循環。

重要的是，大家要先理解：由於發展障礙本身的特質之故，不論當事人願不願意，都會造成這些問題；並在此基礎上進行適當的溝通。

尤其最近流行的「自我責任論」（如果是自己的選擇，後果就該由自己承擔）、針對他人的誹謗中傷，以及讓人覺得有點過度的同儕壓力，對發展障礙者而言，都是讓社會變得更難生存的因素之一。在這樣的狀況下，能夠理解當事人特質，並給予協助的第三者不可或缺。

16

不要到處亂走！

能不能先安靜一下？

一時半刻都無法安靜下來，忍不住走來走去，動來動去

有ADHD的K小妹（八歲）無法安靜不動，看診時也很難好好坐在椅子上。據她母親說，她在學校上課時，也經常在教室裡走來走去。這個案例與第四十八頁所介紹的案例類似，但K小妹的過動性與衝動性更明顯，完全靜不下來。此種特質強烈的孩子，會立刻對刺激與有興趣的事產生反應，但很不擅長自我控制。即使坐在椅子上，手腳也總是動來動去的，或是會突然站起來；走路時也可能突然就開始奔跑，或在別人說話時冷不防地插嘴。

事實上，人類的腦幹經常對身體下達做出動作的指令，但一般人能透過前額葉的抑制使身體的動作停下來。換句話說，K小妹那些讓人忍不住想叫她「安靜一下！」的行爲，其實只不過是遵循腦幹的基本指令。ADHD的過動與衝動特質會在成長過程中逐漸減輕，長大成人後幾乎就會消失，但仍有一些人始終保留了毛毛躁躁的特質。

無法違逆大腦的基本指令

看在別人眼中

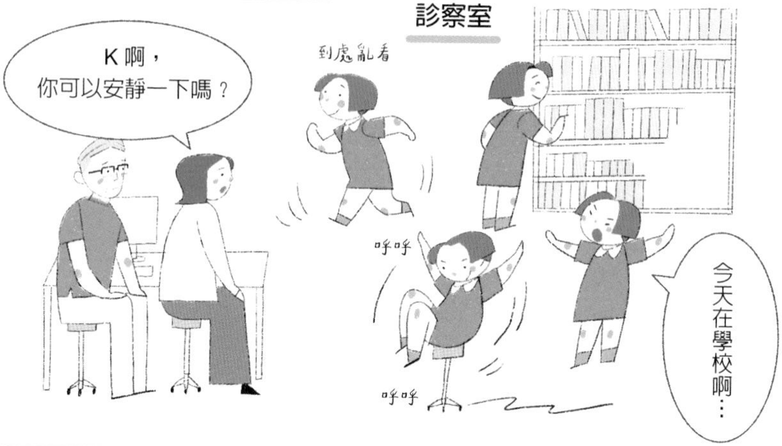
診察室
K啊，
你可以安靜一下嗎？
到處亂看
呼呼
呼呼
今天在學校啊…

當事人卻…

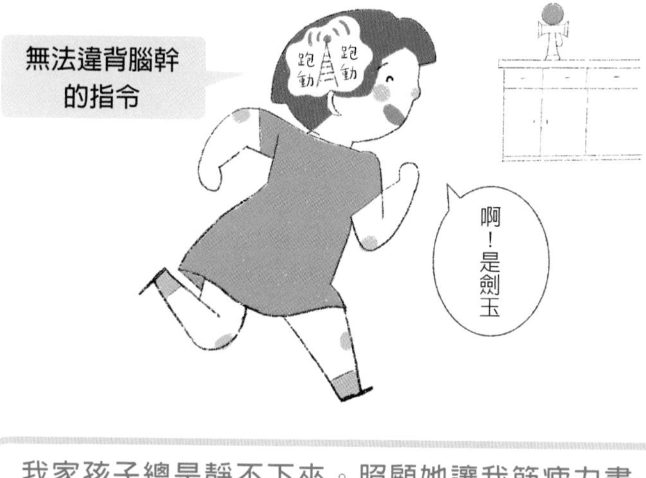
無法違背腦幹的指令
跑動
跑動
啊！是劍玉

我家孩子總是靜不下來。照顧她讓我筋疲力盡……

我家孩子的動作很大，即使和她走在一起，只要看到了什麼感興趣的東西，她立刻就會跑過去。總之，她一整天都動個不停，直到精力耗盡為止；行動時也從不考慮後果，讓我總是神經緊繃，怕她遇到危險。（K小妹的母親）

勉強壓抑只會造成反效果，請積極為他創造活動身體的時間

遛狗

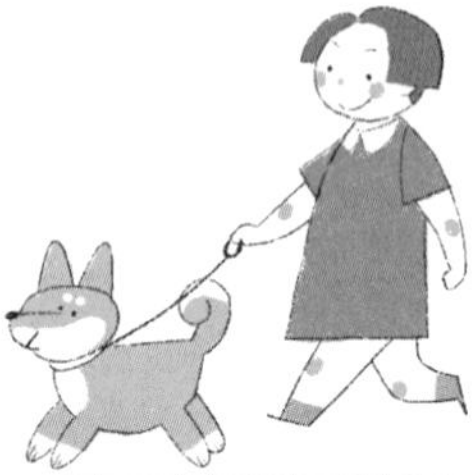

擦窗戶

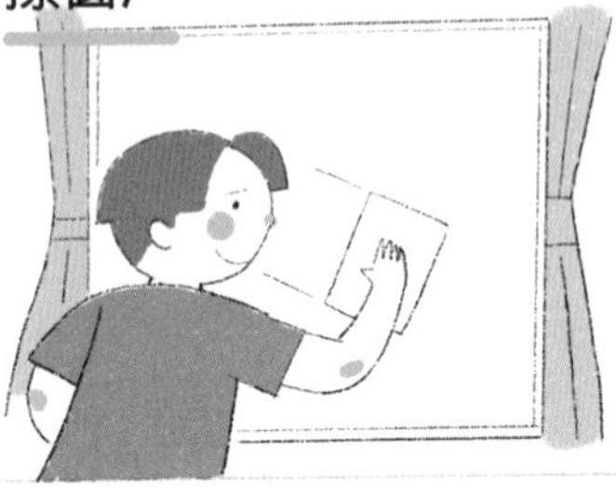

體育課前的準備

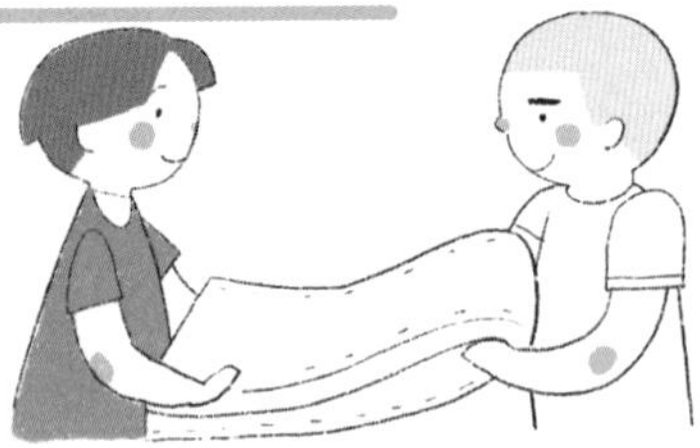

發講義

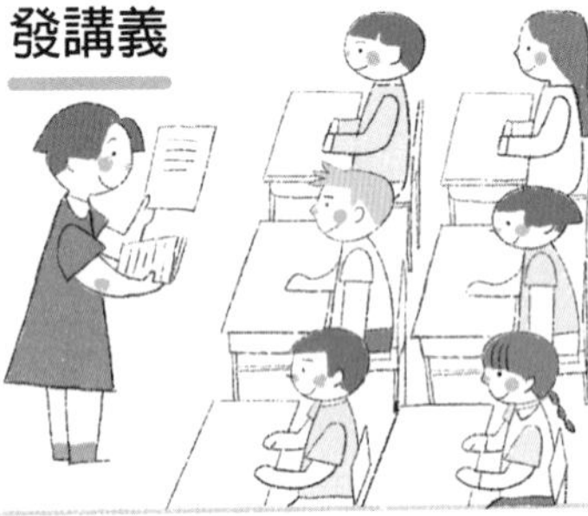

在家吃晚餐

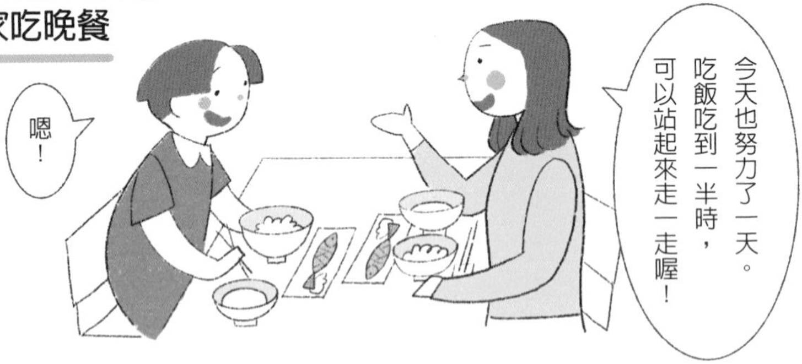
嗯！
今天也努力了一天。吃飯吃到一半時，可以站起來走一走喔！

重點！

- 阻止他的行動，反而會造成不安與緊張
- 在家裡或學校分派任務給他

◎利用行動消耗他的精力

如果在ADHD的孩子到處走動時責罵他、強迫他安靜不動，反而會導致他的強烈不安與緊張。所以應該反過來，積極爲他創造活動身體的時間。

舉例來說，在家時，可以請他幫忙擦窗戶、遛狗；在學校時，則可以分配像是發講義、準備體育課的器材等需要活動身體的任務給他。這不只是爲了消耗他的能量，也是爲了讓他學會控制身體。

除此之外，也可以試著訂定一些小規則，允許孩子在此範圍內活動身體。譬如在用餐時，可允許他吃到一半時，起來走動一下。至於上課時間內的走動，則可以請他理解學校的特性，並給予明確的目標，譬如「再十五分鐘就下課了」，這麼做的效果也不錯。

「我說不定就是?!」
給這樣認為的你

生活指引！

無法集中注意力，一直坐在桌子前面太痛苦了……

為自己設定安排時間的規則吧！

例如利用計時器設定「工作一小時休息五分鐘」之類的規則，或決定「再專心三十分鐘就好」，只要設定好明確的時間，就能有效幫助自己維持專注力。此外，就和處理孩子的過動一樣，像是在上班前簡單跑個步，或是在週末時培養運動習慣，都能有助於抑制衝動。運動不但能活化大腦功能，還能因此讓腦袋更清晰，可說是一舉兩得。

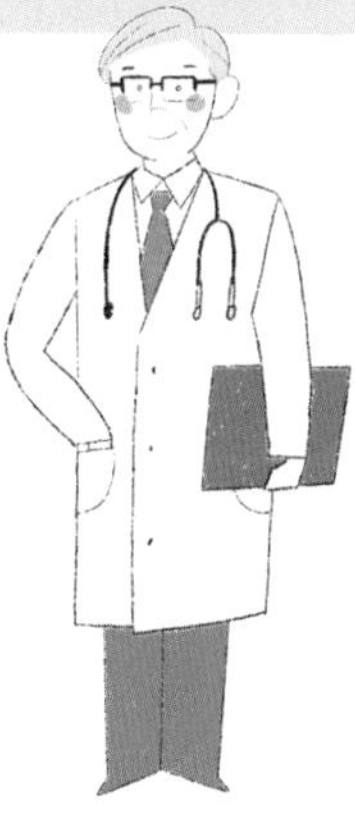

17 無論工作或家事都經常出錯，而且幾乎都是「單純的失誤」

又來了?!

失誤還真多啊

有ADHD的人，幾乎都有缺乏專注力的特質。

W小姐（二十五歲）經常犯一些很單純的失誤，像是文件裡有錯字或漏字，或是計算錯誤之類的，並因此遭到上司責罵；除此之外，她也常因搭錯車而遲到。雖然她本人也很想改善這種狀況，但失誤還是反覆發生。大家都以爲她「馬虎」或「懶散」，然而她比任何人都清楚自己經常犯錯的事實。

有ADHD的人之所以會出現這些失誤，是因爲他們的注意力容易從一件事情轉移到另一件事情上。他們的意識也經常從眼前的事物抽離，飄到九霄雲外，陷入所謂的「神遊」狀態，因此很難專心完成一件事情。人類發呆時，大腦中有個名叫「預設模式網路」的神經迴路會特別活躍；而近年的研究發現，發展障礙者腦中「預設模式網路」的活化程度比一般人更高，推測此迴路的作用也與「神遊」有關。

注意力容易從一件事情轉移到另一件事

看在別人眼中

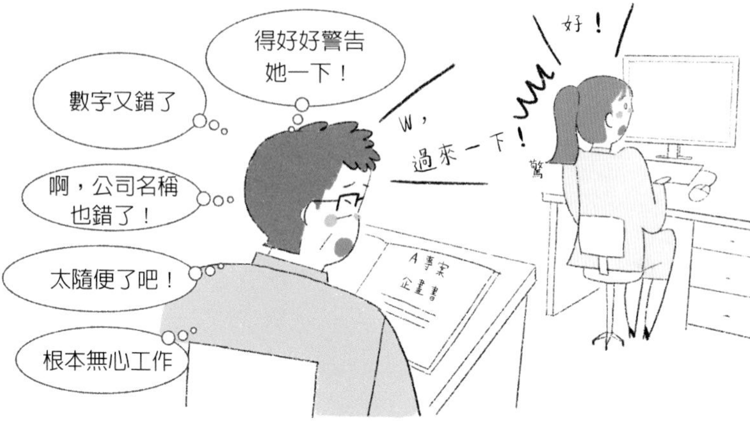
得好好警告她一下！
數字又錯了
啊，公司名稱也錯了！
太隨便了吧！
根本無心工作
W，過來一下！
好！
驚
A專案
企畫書

當事人卻…

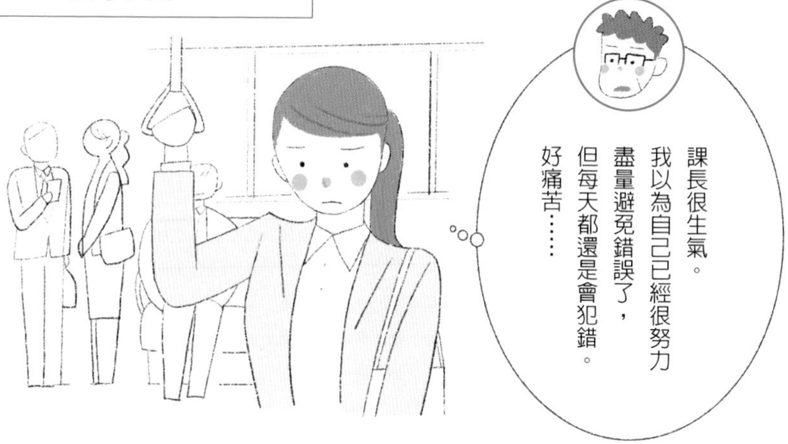
課長很生氣。
我以為自己已經很努力盡量避免錯誤了，
但每天都還是會犯錯。
好痛苦……

我覺得自己已經很努力避免犯錯了

我在這家公司已經第三年了，工作頻頻出錯讓我很困擾。我覺得自己已經很努力避免犯錯了……前幾天才被上司說「你的失誤有點多」，家事也經常做不好，總是意志消沉。（W小姐，二十五歲）

生氣只會造成反效果。請具體營造避免當事人犯錯的環境

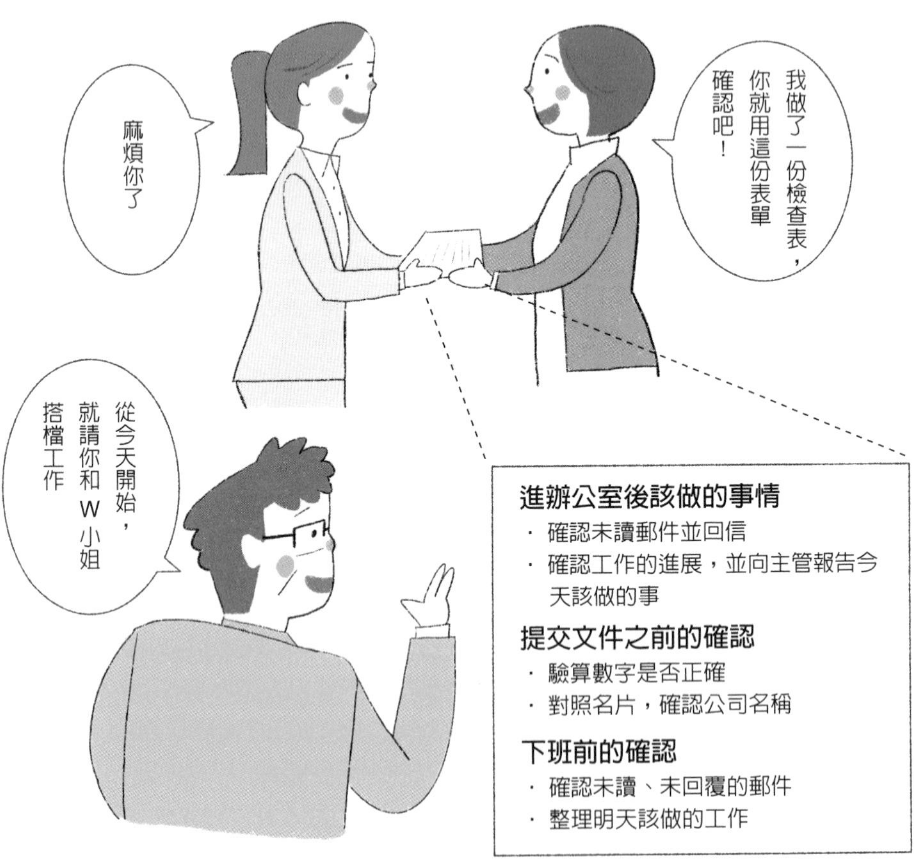
我做了一份檢查表，你就用這份表單確認吧！
麻煩你了
從今天開始，就請你和W小姐搭檔工作
進辦公室後該做的事情
‧確認未讀郵件並回信
‧確認工作的進展，並向主管報告今天該做的事
提交文件之前的確認
‧驗算數字是否正確
‧對照名片，確認公司名稱
下班前的確認
‧確認未讀、未回覆的郵件
‧整理明天該做的工作

重點！

‧當事人知道自己容易犯錯
‧斥責會導致症狀惡化，失去動力
◎明確列出容易出錯的重點，幫助他留意！

失誤是特質所導致，如果遭到責罵，有可能因爲焦慮而更頻繁地出錯，結果失去動力，導致反效果。盡量營造避免犯錯的環境，是針對具備這種特質者的合理考量。

舉例來說，容易在工作順序上犯錯的人，可以爲他製作專屬的檢查表，請他每次確認。指派一名資深同事與他搭檔，請對方協助確認錯漏字或驗算；他則能協助同事進行其他自己做得到的工作，或許也是不錯的方式。如此一來，容易出錯的重點就會變得明確，無論周圍的人或當事人也都能逐漸注意到。

至於家事方面，身邊的人可以先觀察一遍他做家事的狀況，再幫他製作檢查表，也是個好方法。

「我說不定就是?!」
給這樣認為的你

生活指引！

因為注意力渙散而總是出錯。我想徹底改變自己

與其改變自己，不如透過清單培養留心的習慣

與其急著改變自己，不如把「建立減少失誤的機制」當成第一步。除了檢查表與任務清單，也很推薦「培養留心的習慣」。把自己所知道「容易犯下的失誤」做成清單，有事沒事就看一下；也可以利用手機的備忘錄功能，以便隨時查看。這麼一來，就能將自己容易犯的錯誤類型根植腦海，自然而然就能更小心。

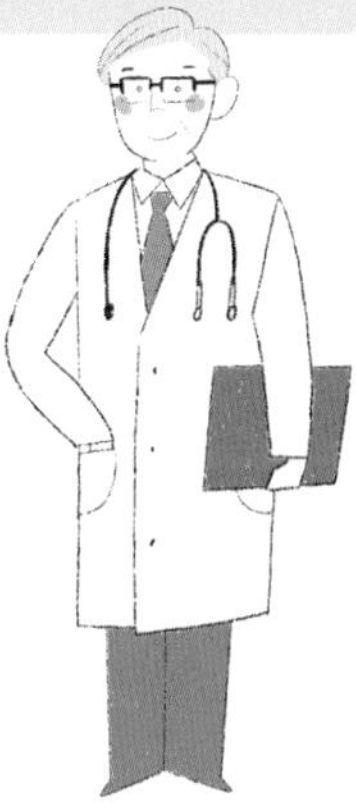

18 手指不靈活，東西總是拿不穩，不擅長任何運動

運動白痴？

喂，筷子要拿好啊！

發展性協調運動障礙是發展障礙的症狀之一。這是一種無法進行「協調運動」的狀況，眼睛、手腳等身體多個部位無法順暢地彼此協調活動。具有這種障礙的人不僅不擅長運動，手指動作也不甚靈活。

T小弟（十歲）也有發展性協調運動障礙。據他母親說，他無法靈活使用筷子或叉子，總是把食物灑得到處都是；手上的東西也經常拿不穩，緊張的時候更會變成同手同腳。T小弟全身的肢體動作都很僵硬，無法理解為什麼其他朋友都能理所當然地跑步和投球，自己卻做不到，所以他覺得體育課一點也不有趣。

發展性協調運動障礙有時會與ADHD和ASD同時併存，但由於對它的認知程度較低，因此很少被診斷出來。

或許是因為發展性協調運動障礙

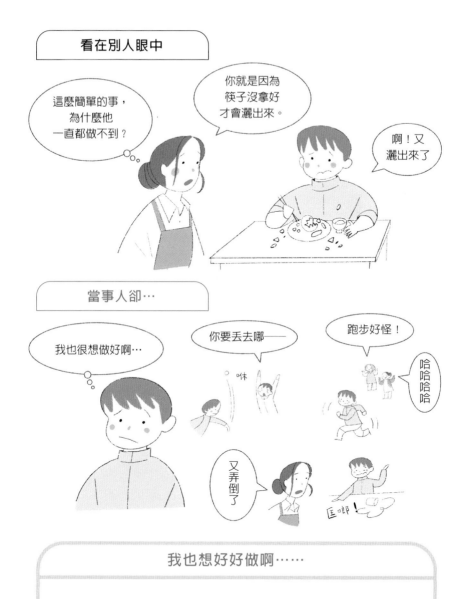

看在別人眼中

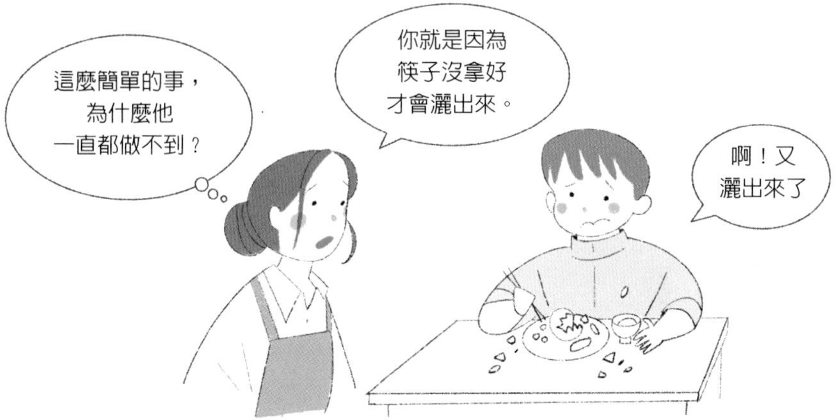
這麼簡單的事，
為什麼他
一直都做不到？
你就是因為
筷子沒拿好
才會灑出來。
啊！又
灑出來了

當事人卻⋯

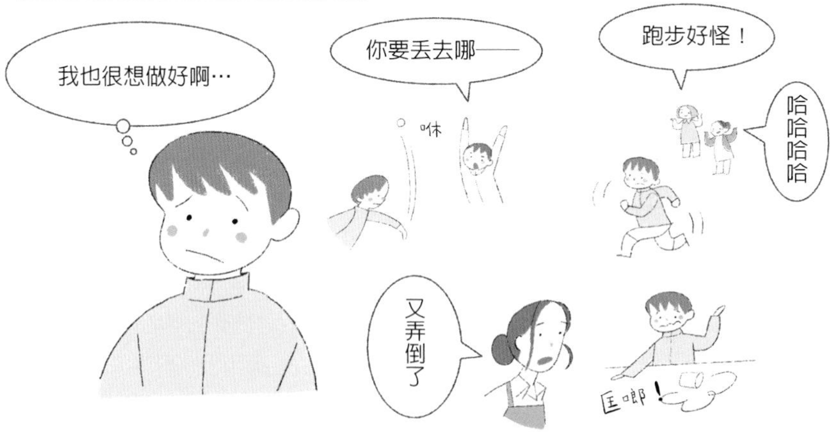
我也很想做好啊⋯
你要丟去哪——
咻
跑步好怪！
哈哈哈哈
又弄倒了
匡啷！

我也想好好做啊⋯⋯

我吃飯時會把食物灑出來，杯子也沒辦法放好，總是惹媽媽傷心。就連剪刀也拿不好，所以我不喜歡美勞課。體育課最討厭了，通常都只有我不會。為什麼大家都會呢？（T 小弟，十歲）

配合他的特質，透過「遊戲」協助。也考慮接受第三方的協助

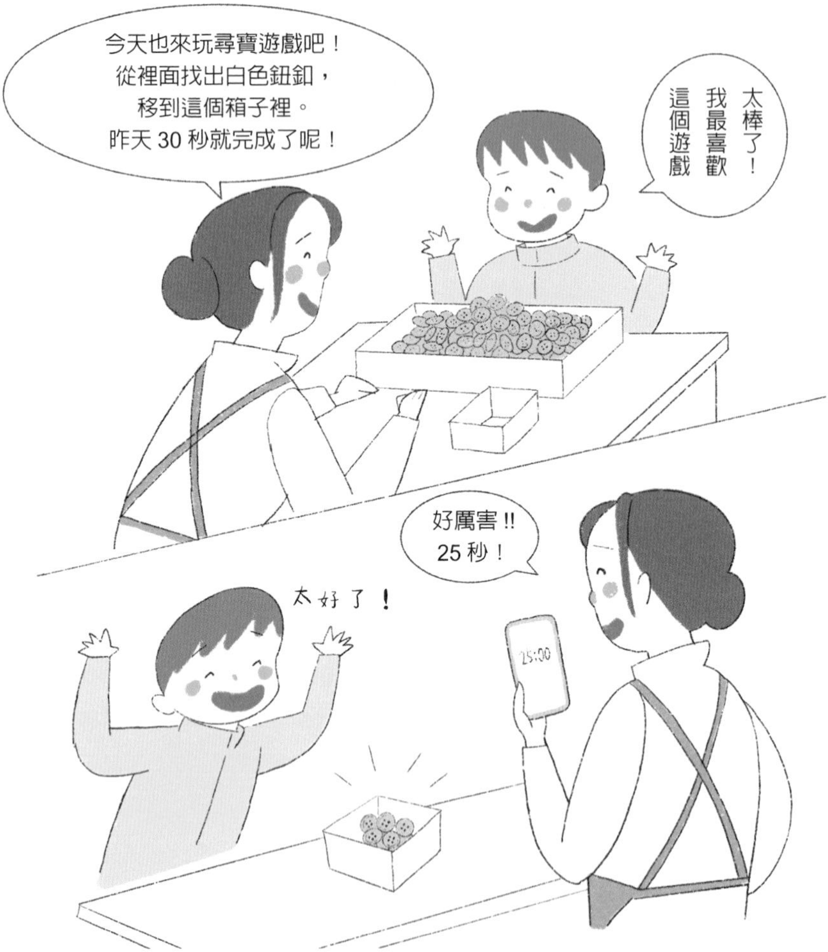
今天也來玩尋寶遊戲吧！
從裡面找出白色鈕釦，
移到這個箱子裡。
昨天 30 秒就完成了呢！
太棒了！我最喜歡這個遊戲
好厲害!!
25 秒！
太好了！
25:00

重點！

· 配合孩子不擅長的部分，給予協助

· 現在第三方能提供的協助也很多

◎多稱讚他，陪他一起玩，從小處累積自信

不擅長運動、做不到精細動作等問題，特別容易讓當事人在孩童時期因此失去自信。請在家中根據其特質提供相應的協助。

舉例來說，無法扣好釦子，或是拿不好筷子等精細動作有問題時，可以透過抓握、捏住小東西等動作，練習如何運用肌肉；鞦韆或攀爬架等遊樂器材，也能訓練手腳的協調運動。

最重要的是以遊戲的方式享受這些活動。當他們做得到時，要給予充分的讚美，幫助他們從小處累積自信。此外，如果症狀嚴重，也可以考慮向相關機構求助及諮詢，請他們介紹早療設施或醫療機構。

「我說不定就是？!」
給這樣認為的你

生活指引！

孩子的動作很不靈活，也不擅長運動。該如何培養他的自信呢？

請抬頭挺胸地說「做不到也是一種特色」

發展性協調運動障礙也是大腦特質的一種，不一定能完全克服。採取前述對策的同時，不要把「做不到」想得太嚴重也是很重要的。把特質當成特色，大而化之地接受它，並幫孩子找出他做得到的事情吧！藉由讓他發揮自己做得到的事，為孩子營造接受「自己做不到」的環境。

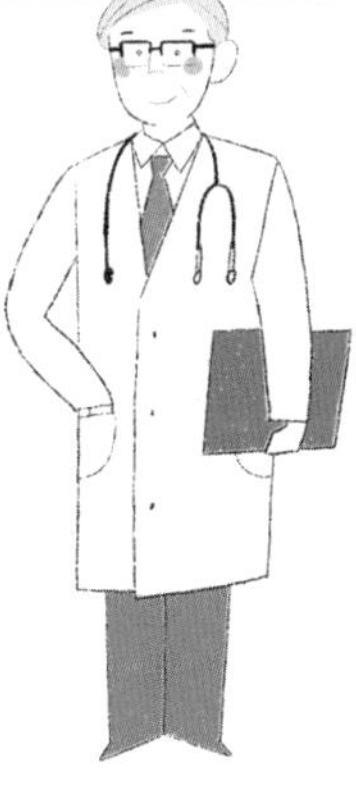

19 無法遵守排隊、依序使用的簡單規則

要排好！

不要插隊！

無法規矩地排隊等待，也是做爲發展障礙診斷基準的典型特質。S小妹（八歲）經常不遵守依序使用公園遊樂器材的規則，總是被朋友阻止而吵架。

當ADHD的衝動特質強烈時，一看到出現在眼前的鞦韆等遊樂器材，「想要快點玩」的衝動就會優於一切，其他排隊的孩子則會消失在他們的視線裡。至於有ASD的孩子，則可能根本無法理解「想玩鞦韆就必須排隊」的規則。

雖然有ADHD的人能隨著成長而控制衝動，但還是有不少人很難乖乖排隊。至於有ASD的人，即使理解「排成一列並依照順序」的規則，但遇到像銀行提款機或便利商店那種叉子型排隊的規則（所有人排成一列，機器或櫃檯空出來後，再上前使用）時，就會感到困惑，一不小心就會插隊，闖進空出的位置。

衝動性強，或是無法理解規則

看在別人眼中

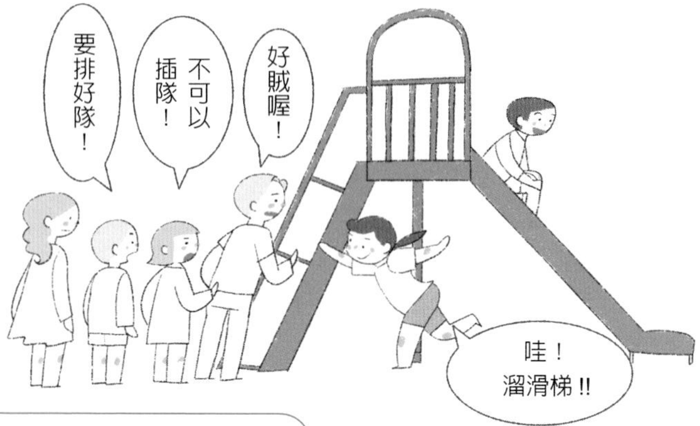

當事人卻…

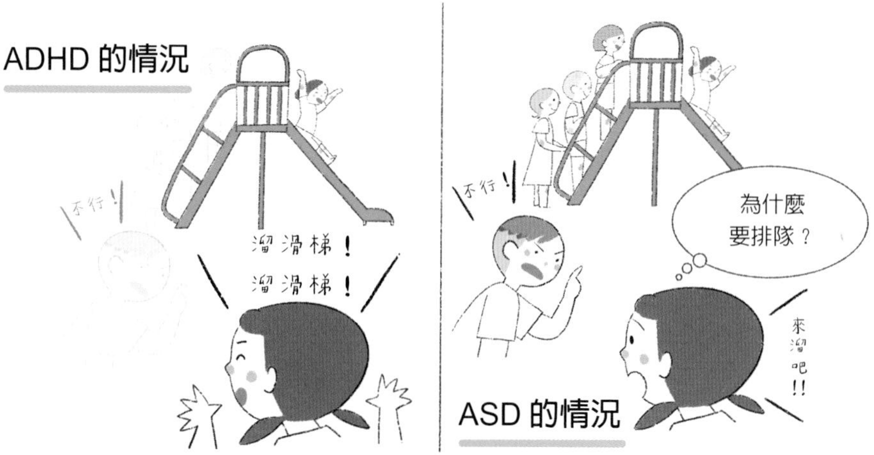

我已經說過好幾次排隊與輪流玩的規則了

我家的孩子在玩遊樂器材時無法排隊，總是被周圍的小朋友指責。我每次都會跟她說明「想玩的孩子都會排隊，等輪到自己再玩」，但她就算當下能夠理解，過了幾天，又會發生同樣的事情。（S 小妹的母親）

確實說明排隊與輪流玩的規則
就算馬上忘記，也耐著性子繼續說明

ADHD 的情況 **ASD 的情況**

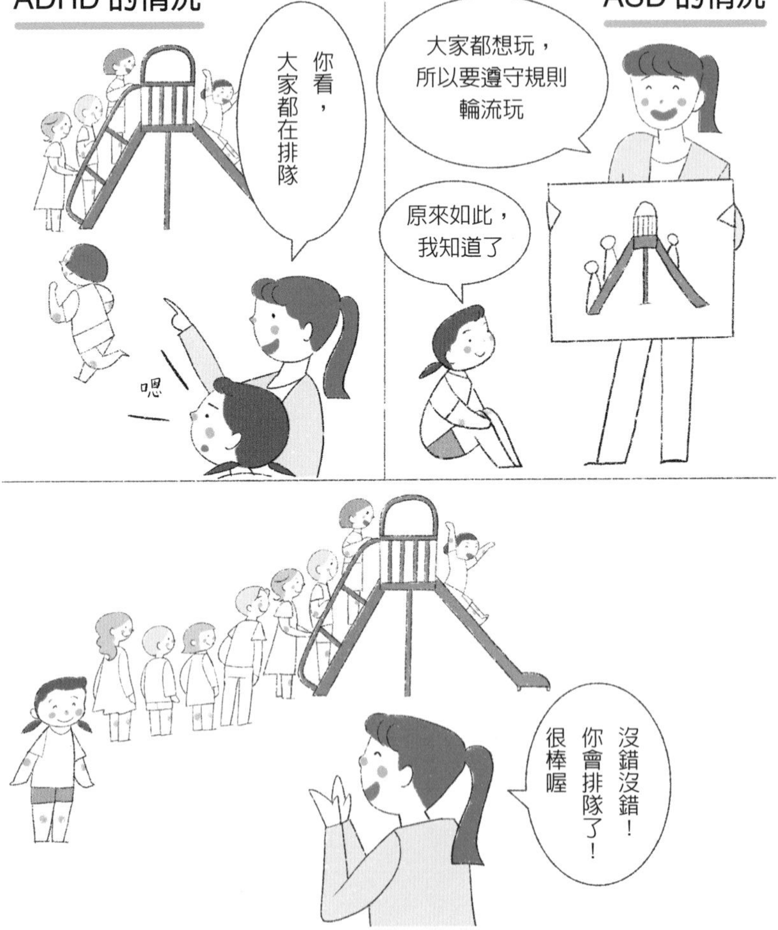
你看，
大家都在排隊
嗯
大家都想玩，
所以要遵守規則
輪流玩
原來如此，
我知道了
沒錯沒錯！
你會排隊了！
很棒喔

重點！

- 先讓「想玩」的心情冷靜下來
- 有可能連輪流玩的規則都不理解

◎做到時，好好稱讚他很重要

如果發生在孩子身上，往往會誤以爲那只是耍任性。但無論是因爲ADHD或ASD的特質所造成的，都不能盲目斥責，請確實說明輪流玩的規則。

倘若原因是衝動，說不定會因爲想玩的心情太強烈而大吵大鬧。這時，請先把孩子帶離現場，平靜地告訴他「不排隊就不能玩。想玩就要好好排隊」。

無法理解規則的情況也一樣，但說明時，如果能搭配排隊的圖，當事人就會更容易理解。

請有耐心地一次又一次說明。當孩子好好排隊時，請用力稱讚他！這時候因爲有「做到了！」的喜悅，就能更容易保留在記憶裡。

「我說不定就是?!」
給這樣認為的你

生活指引！

排隊這種小事當然做得到，但是很痛苦。有沒有什麼辦法可以解決？

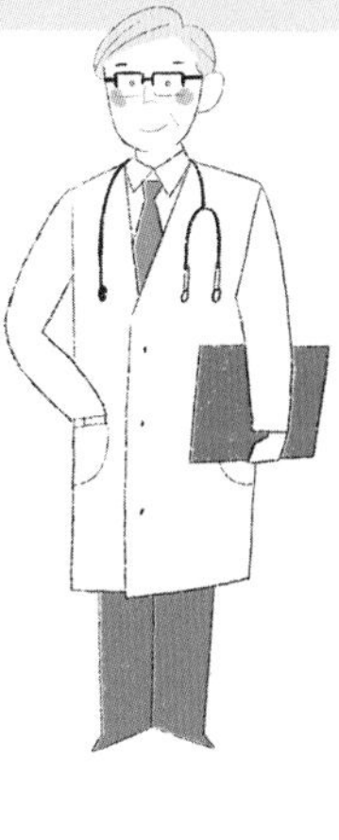

私下獎勵自己吧！

ADHD 的衝動特質雖然有程度上的差異，不過即使長大成人後，還是很容易保留下來。既然是社會規則，當然有辦法遵守；但如果無論如何都還是討厭排隊的話，不妨設定「獎勵自己的規則」，譬如「排隊排很久的日子，就可以多喝一杯啤酒」之類的。長大成人後，幾乎不會再有人稱讚自己，那就自己獎勵自己吧！這麼一來，討厭的事情或許也能變成「樂趣」。

20 無論工作還是私底下都是急性子，總是催促別人，焦慮萬分

你給我等一下！

冷靜一點！

ADHD的過動與衝動，有時也會以急性子的特質展現出來。

Y先生（三十八歲）工作時有立刻就想聽到答案的傾向，如果對方接電話或郵件回覆的速度太慢，都會讓他感到煩躁；沒有結論的會議也會讓他焦慮萬分……當他收到洽詢或提問的電子郵件時，經常在沒仔細思考的情況下就匆忙回覆，用詞往往過分粗魯，有時也會妄下定論。相反的，他有時也會因爲說明太過簡略，導致別人根本聽不懂。簡而言之，一天到晚催促別人、焦慮萬分，就是Y先生的日常。像Y先生這樣的人，完全不懂得爲什麼周圍的人能這麼悠閒。

我們可以這樣思考：他們與一般人擁有「不同的時間感」。

不過Y先生對自己的這種特質有所自覺，也感到困擾。當他把焦躁的情緒發洩在別人身上時，他會給自己一點時間反省，並在冷靜下來後主動打電話道歉，或是發一封道歉與更正的電子郵件。

因為衝動與過動的關係，立刻就會跳到結論

看在別人眼中

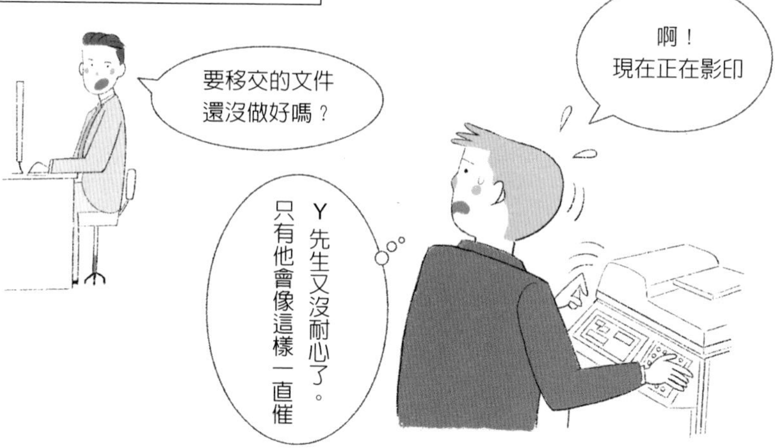
要移交的文件
還沒做好嗎？
啊！
現在正在影印
Y先生又沒耐心了。
只有他會像這樣一直催

當事人卻…

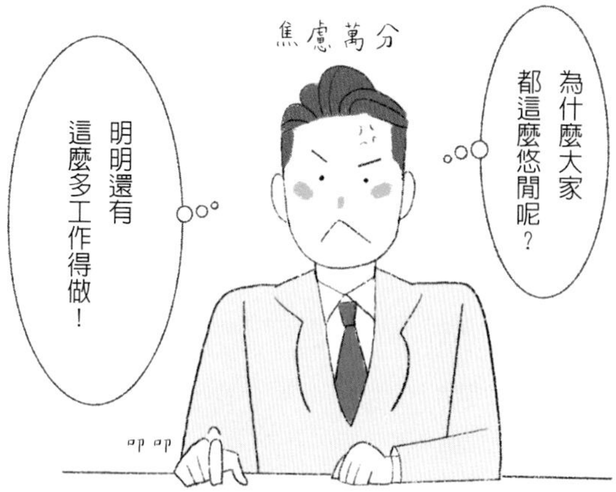
焦慮萬分
為什麼大家
都這麼悠閒呢？
明明還有
這麼多工作得做！
叩叩

從小就是這種個性。改得掉嗎？

我從小就是個急性子，覺得所有朋友的動作都很慢。現在，我在公司裡似乎也被當成需要特別注意的人物。今天也因為沒耐心聽後輩長篇大論，而暴躁地要求他：「快點說結論！」我其實也希望能更冷靜地行動……（Y先生，三十八歲）

先說結論，預判對方的行動。和急性子的人說話也有好處

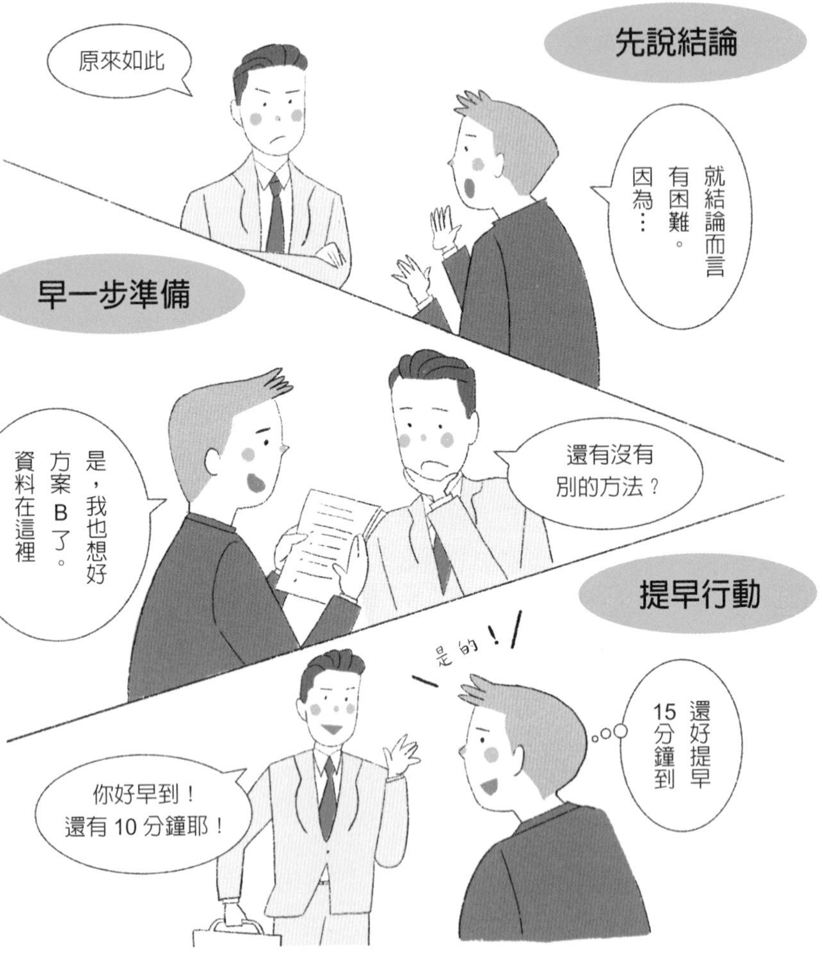
先說結論
原來如此
就結論而言有困難。因為⋯
早一步準備
還有沒有別的方法？
是，我也想好方案B了。資料在這裡
提早行動
是的！
還好提早15分鐘到
你好早到！還有10分鐘耶！

重點！

- 急性子不全然是缺點
- 極力減少時間的浪費

◎配合他們的同時，自己也會變得更有效率

急性子這項特質，也有助於敏捷、有效率地完成工作。請理解這項特質，調整與他們相處的方式。

急性子的人討厭浪費時間，與他們討論時，務必先從結論說起，節奏也必須加快。如果他們還是無法聽到最後，可以平靜地問他們：「我可以再多講一點嗎？」

預測他們的行動，事先準備他們接下來可能想要的東西也很重要。向急性子的上司報告工作時，請針對可能會被追問的部分，事先準備答案。約在其他地方碰頭時，也稍微提早抵達現場。

像這樣配合急性子的人，自己的思考與行動也會自然而然變得更追求效率，這也是優點。

「我說不定就是 ?!」
給這樣認為的你

生活指引！

我曾被別人形容為「急性子」，真的是這樣嗎？

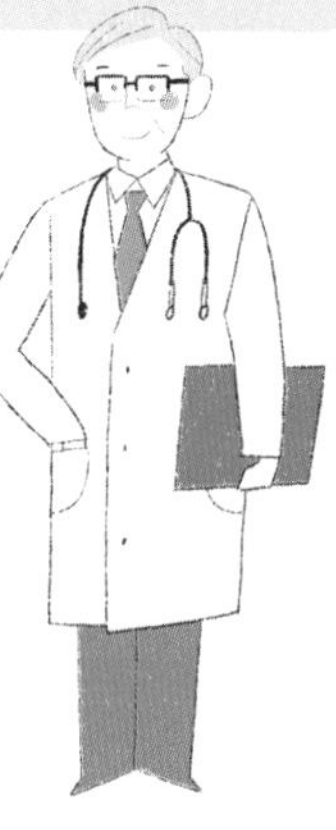

試著把注意力擺在「不要做的事情」

急性子不一定是缺點，但確實有人為此困擾。如果想要改善，可以把注意力擺在「不做的事情」上。例如「別人說話時不要插嘴」「回應時，不要像是在催促別人」「在餐廳裡不要急躁」「不要批評別人做事的步調」等，把這些「不要做的事情」累積起來，你必定也能變得更容易相處。

21 會不顧後果衝動購物，但很快就膩了

這個真的有必要嗎？

財務沒問題嗎？

住家裡的上班族U小姐（二十五歲）很容易迷上新事物，只要看到感興趣的東西，就會立刻買下來。她總是忍不住被櫥窗裡的新商品吸引，常常回過神來才發現自己又買了東西，也會不斷投入新的嗜好與才藝。

像U小姐這樣的ADHD患者具有「追求新奇感」的傾向，容易受到新事物的刺激和吸引，感興趣的對象也會不斷轉移。所以她只要看到充滿魅力的新商品，就會立刻決定購買；即使手邊沒有現金，也會以信用卡或手機支付，所以偶爾會出現入不敷出的情況。但容易受吸引的同時，也很容易膩，注意力很快就轉移到下一件事物上。周圍的人可能只會覺得她「喜新厭舊」，但之所以無法抗拒刺激，其實是大腦特質使然。

像這種具有追求新奇感傾向的人，除了購物之外，往往也會沉迷於賭博或飲酒等輕易就能獲得的瞬間快感。有些人甚至會因此辭去工作、債臺高築，也很容易陷入成癮的情況。

因為大腦特質的關係，無法抗拒刺激

看在別人眼中

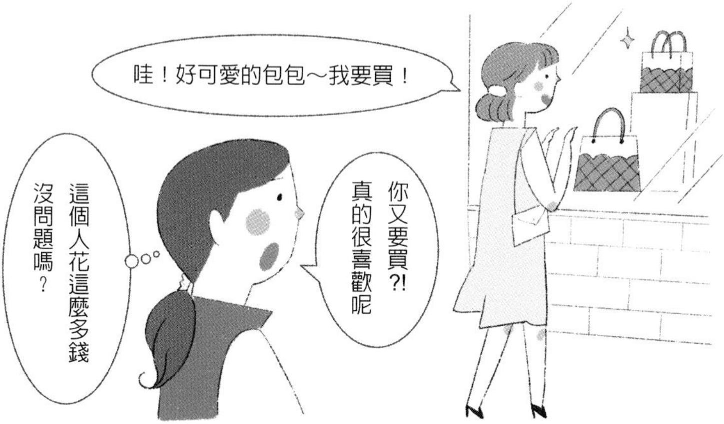
哇！好可愛的包包～我要買！
你又要買?!
真的很喜歡呢
這個人花這麼多錢
沒問題嗎？

當事人卻…

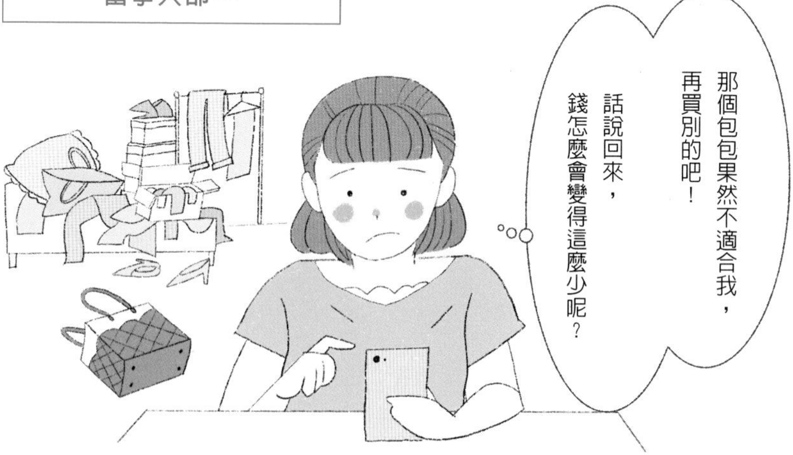
那個包包果然不適合我，
再買別的吧！
話說回來，
錢怎麼會變得這麼少呢？

很快就膩了，所以也會覺得很浪費

明明手頭不算寬裕，卻總是忍不住當場買下吸引自己注意或感興趣的東西。因為很輕鬆就能在網路上購物的緣故，回過神來才發現幾乎每天都在下單。但我很快就對買來的東西膩了，所以也會覺得浪費……（U小姐，二十五歲）

別小看「喜歡買東西」，請家人在事態惡化前介入、採取對策！

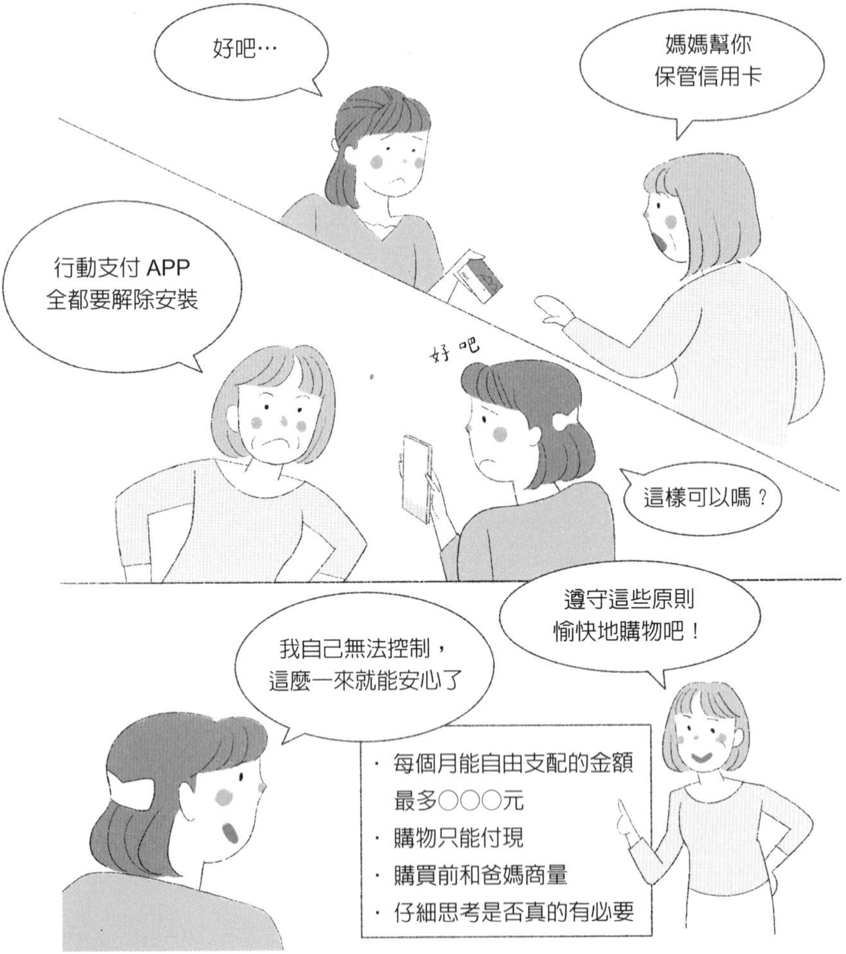
好吧…
媽媽幫你保管信用卡
行動支付 APP 全都要解除安裝
好吧
這樣可以嗎？
遵守這些原則愉快地購物吧！
我自己無法控制，這麼一來就能安心了
・每個月能自由支配的金額最多○○○元
・購物只能付現
・購買前和爸媽商量
・仔細思考是否真的有必要

重點！

・信用卡交給家人保管，並刪除支付用的 APP
・擬定符合收入的購物規則
◎就算有點強硬，也要立刻阻止浪費

即使本人有一定程度的自覺，然而問題一旦涉及金錢，還是有可能招致嚴重的後果，應該立刻與家人共同採取對策。第一步就從管理信用卡與提款卡開始。爲了避免無止盡的浪費，請由家人保管卡片，有必要時才交還當事人；並在家人見證下刪除手機的支付程式，以及能自動結帳的購物網站帳號。

完成這些緊急處置後，再一起擬定符合當事人收入的購物規則，比如「每個月可以自由支配的金額上限是多少錢」之類的。

當然，即使這麼做，還是會湧現想購買新商品的衝動。因此在實際購買前，請一定要問問自己：「我真的想要這個嗎？」並養成與家人商量的習慣。

「我說不定就是 ?!」
給這樣認為的你

生活指引！

因為太愛買東西而存不了錢，對於將來感到擔憂

使用免費的記帳 APP 確認收支

因為存不了錢而感到困擾的 ADHD 患者，請務必善用免費的記帳 APP。只要使用隨身攜帶的智慧型手機，即使只是買小東西，也能當場記錄。由於每次記帳時都能看見收支，「這個月還剩下多少錢！」這種類似遊戲的刺激，有時也能協助抑制購物衝動。

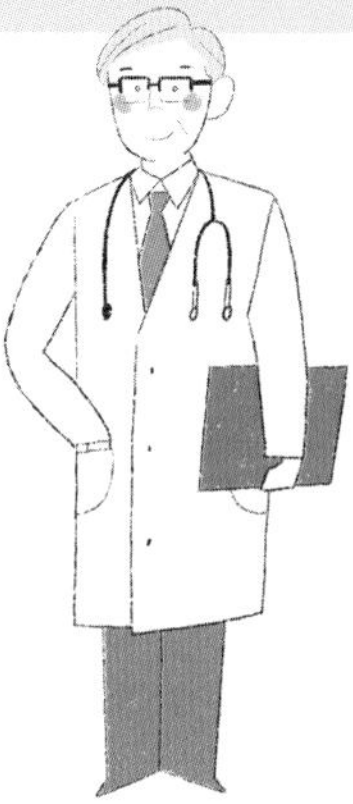

2

所做的事情
總是與周圍不同步。

有ASD的人分不出輕重緩急，所有事情對他們而言，分量都是一樣的；或是當他們專注於一件事情時，就會看不見周遭的事物。反之，ADHD的人則因為注意力難以持續，導致意識到處亂飄，無法專注完成一件事情。

雖然原因各不相同，但結果都會帶來麻煩，讓周遭的人非常擔心。譬如在工作上無法達到預期成果，或是沉迷於有害健康的事物。

這一節所列舉的特質，以及伴隨而來的困擾都相當具有代表性，幾乎從過去就廣為人知。雖然這也是本書的主題，但第一要務是確實聚焦於發展障礙者「眼中的世界」，並同理他們的感受。與其強迫他們改變，還不如幫助他們發展做得到也做得好的事，並協助他們面對不擅長的部分；而且有些發展障礙者還能發揮一般人不具備的優秀能力。透過「適才適所」的思維與「發揮特色」的安排，希望能幫助發展障礙者在人生中發光發熱。

22 總是「拖延」該做的事。ASD與ADHD哪裡不同？

還沒做嗎？

會來不及喔！

拖延該做的事，是ASD與ADHD常見的共同特質。但兩者的原因可能不太一樣。

如果是ASD患者，通常是因為他們「無法安排優先順序」。例如O小姐（三十歲），她手邊如果同時有多項任務，往往會不知道從哪裡開始著手才好。

至於有ADHD的D先生（二十五歲），即使正在處理一項必須立刻完成的重要任務，在接到其他任務的連絡電話或電子郵件時，也會忍不住想先處理。「總之先解決新任務」的結果，往往導致最後根本沒時間完成重要工作，使得成果不如人意。有ASD與ADHD的人就像這樣，往往基於不同的原因拖延必須優先處理的工作，導致最後做得很趕，或是趕不上截止日期，不但經常造成其他同事的困擾，當事人也會因此煩惱。

有ASD的人無法安排優先順序，
有ADHD的人總是分心

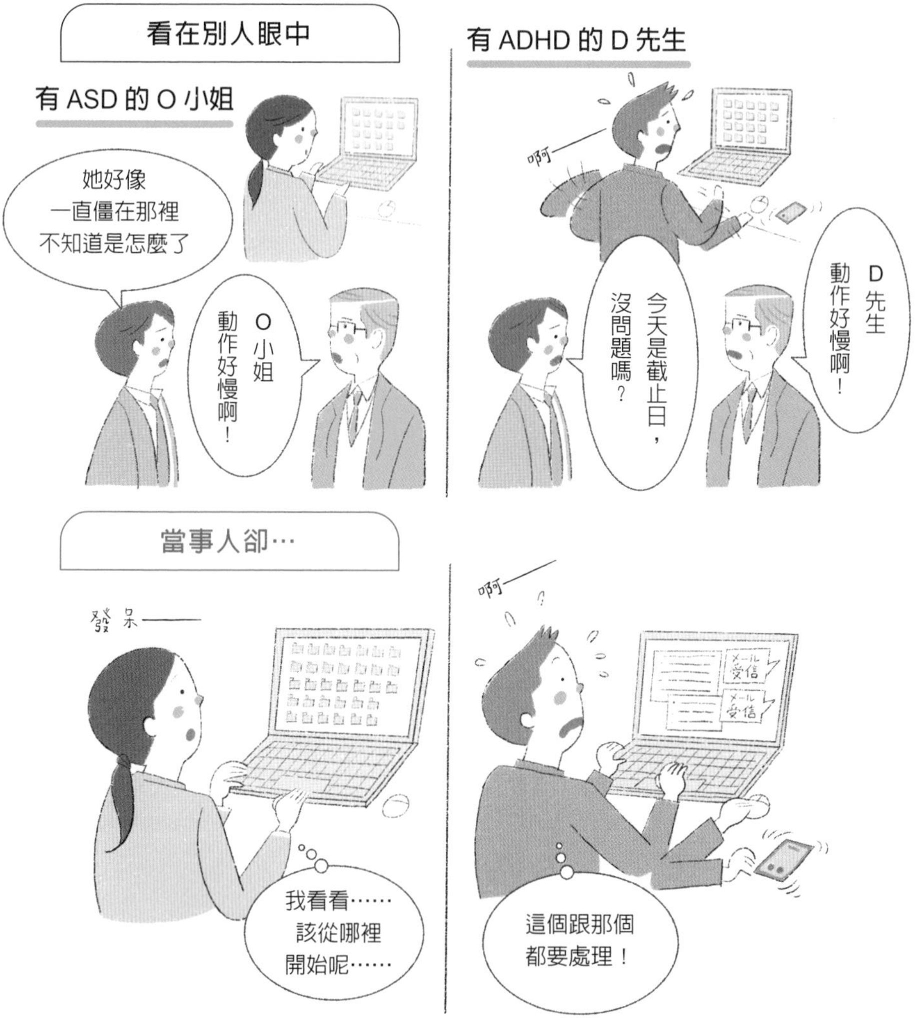
看在別人眼中
有 ASD 的 O 小姐
她好像一直僵在那裡不知道是怎麼了
O小姐動作好慢啊！
有 ADHD 的 D 先生
啊——
D先生動作好慢啊！
今天是截止日，沒問題嗎？
當事人卻…
發呆——
我看看……該從哪裡開始呢……
啊——
メール受信
メール受信
這個跟那個都要處理！

我知道該做什麼，但老是有別的事情插進來

我知道手上有急著要處理的工作，但一打開電腦就收到好幾封郵件，光是回信，一個小時一下子就過去了。即使開始工作，只要收到其他信件，又會讓我很在意，重要的工作總是因此拖延。（D 先生，二十五歲）

解決「拖延」的方法
因 ASD 與 ADHD 而異

有 ASD 的人

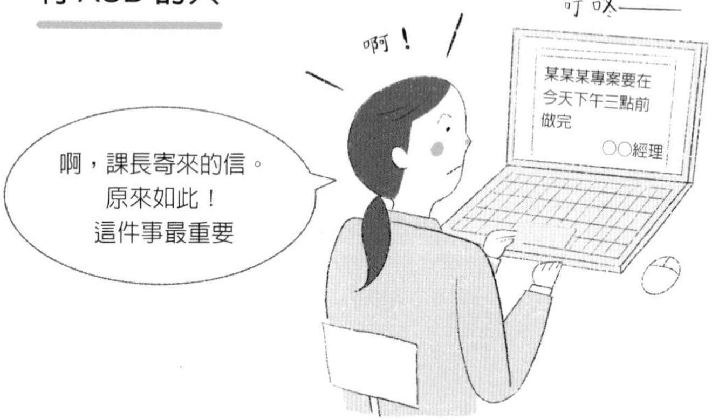
叮咚——
啊！
某某某專案要在
今天下午三點前
做完
○○經理
啊，課長寄來的信。
原來如此！
這件事最重要

有 ADHD 的人

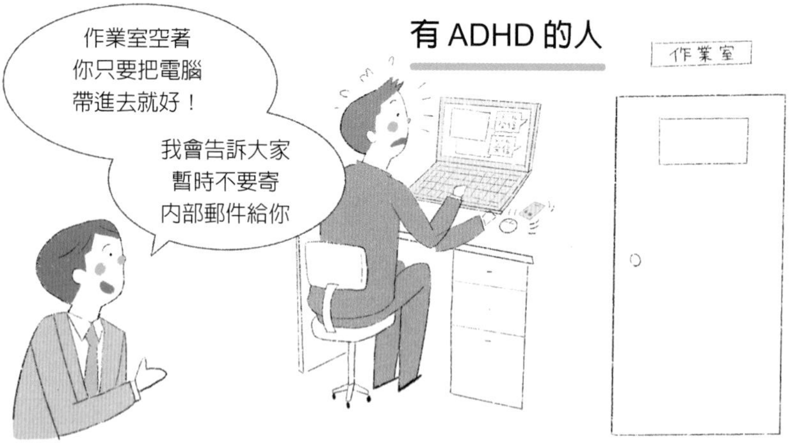
作業室空著
你只要把電腦
帶進去就好！
我會告訴大家
暫時不要寄
內部郵件給你
作業室

重點！

- 讓有 ASD 的人意識到優先順序
- 營造讓 ADHD 的人不分心的環境

◎依特質給予協助很重要

面對有ASD的人，請明確指示重要的專案「必須在何時之前完成」。藉由發送郵件提醒或請他記在備忘錄裡，讓當事人之後能反覆確認。如此一來，就能讓他們注意交件時間。

至於有ADHD的人，則可提供他們一個不易分心的環境。即使只是整理辦公桌周邊，或是允許他們設置簡單的隔板等措施，都能改善他們的專注力。此外，委託他們做緊急的工作時，可以請他們去「不會受到干擾的地方」。雖然有些職場環境並無法完美做到這一點，但還是請盡可能引導他們前往能排除噪音的環境。

雖然都是「拖延」，但ASD與ADHD的應對策略大不相同。

「我說不定就是?!」
給這樣認為的你

生活指引！

有沒有什麼好方法，讓我能隨時注意工作的優先順序？

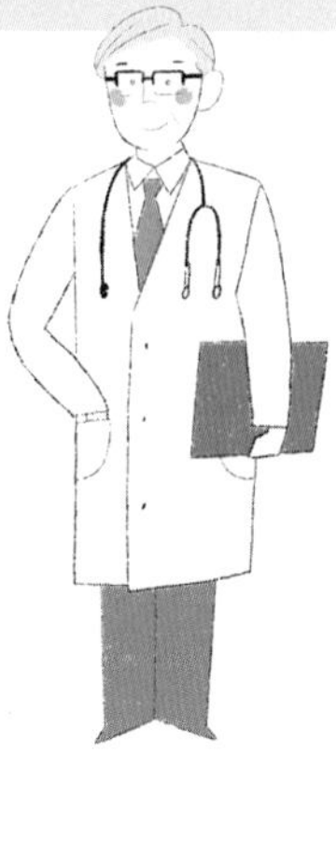

每天早上更新待辦事項並貼在眼前

請在每天早上更新待辦事項。將目前手邊的工作全部寫出來，並在必須最優先處理的項目前做記號。至於其他工作，則根據截止日期的先後予以編號，事先排定優先順序。將這份清單貼在目光所及的地方，依序完成工作。將已經做完的工作打勾，能讓人細細品味成就感；每天早上製作清單，也能將工作的優先順序記在腦海裡。

23

要做到什麼時候？

能不能有效率一點！

無法簡短摘要、找出重點，導致工作進度緩慢

有ASD的F小姐（二十八歲）被批評工作效率不佳，導致她在公司無地自容；即使被指派撰寫會議紀錄，也無法只挑出重點。她花了很長的時間，將所有出席者的所有發言毫無疏漏地做成逐字稿，上司卻要求她只寫出重點就好。

然而這樣的要求卻讓她感到困惑，因爲她無法分辨重要的是哪些部分。這種狀況與第一三六頁所介紹、「無法排定優先順序」的O小姐類似，都是源自於「覺得所有事情的分量都一樣」的大腦特質。雖然其他人能明確判斷哪些是不必要的資訊，但F小姐與O小姐只會全部蒐集起來。

附帶一提，據說被譽爲「日本的梵谷」的畫家山下清先生有發展障礙的傾向。他在繪圖時，能像列印一樣，將旅途中所看到、記在腦海中的風景，從頭到尾依序畫下來。有些ASD人士具備非常優異的記憶力，能將自己看見的影像鉅細靡遺地記在腦海裡。山下清先生或許也屬於這種類型。

覺得所有事情的分量都相同

看在別人眼中

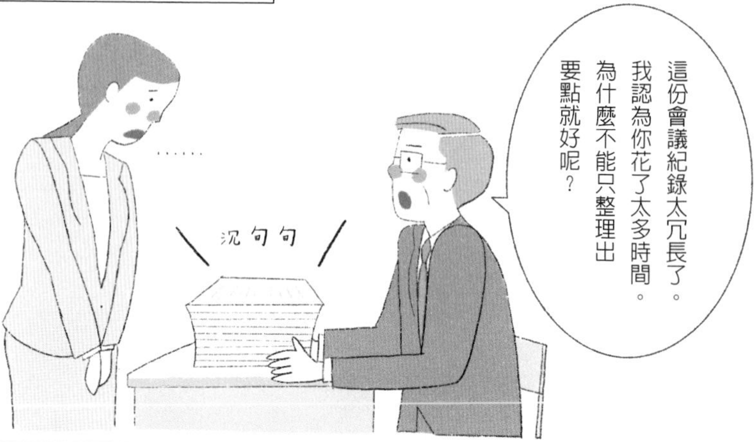
這份會議紀錄太冗長了。
我認為你花了太多時間。
為什麼不能只整理出要點就好呢？
……
沉句句

當事人卻…

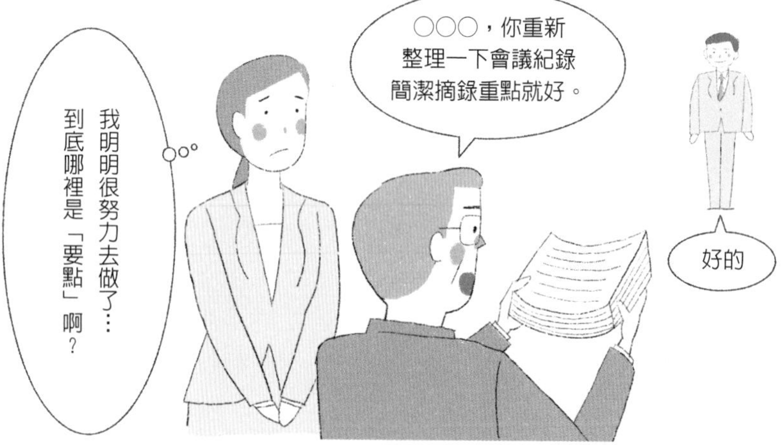
○○○，你重新整理一下會議紀錄簡潔摘錄重點就好。
好的
我明明很努力去做了…
到底哪裡是「要點」啊？

我明明從來沒想過要偷懶……

公司要求我製作的文件，我從來沒在規定的時間內完成；就算加班好幾天做出來的東西，也會用一句「太長」退回。結果還是得請前輩幫忙修改。我一直很努力做，周圍的人卻經常覺得傻眼，真難過。（F小姐，二十八歲）

只要找到適合的領域，就能成為工作上重要的能力

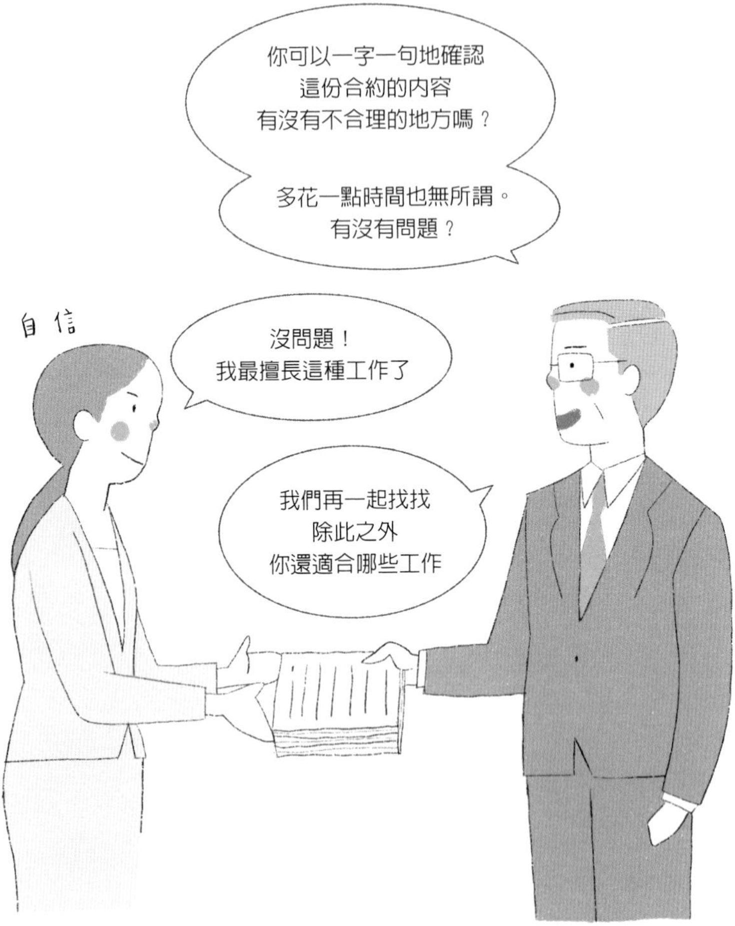
你可以一字一句地確認
這份合約的內容
有沒有不合理的地方嗎？
多花一點時間也無所謂。
有沒有問題？
自信
沒問題！
我最擅長這種工作了
我們再一起找找
除此之外
你還適合哪些工作

重點！

· 如果以同樣的標準和其他人比較，常會遭到批評
· 自己可能也沒注意到此領域是否適合自己
◎察覺到這一點的人，請伸出援手

在有ASD的人眼中，所有事物的分量都是一樣的。這種想法是大腦特性使然，因此不一定能靠周圍的人引導或指導改善。雖然也要看當事人的意願，但旁人有必要理解ASD的特徵，分派適合他的工作。

舉例來說，F小姐想必很擅長校正產品說明書或合約。因爲一般人可能會被文章的內容吸引，並覺得有些語句不重要而看漏，但F小姐就能以客觀的眼光仔細檢查。

當然，做得到的事情因症狀不同而有差異，找出每個人真正適合的工作或許並不容易，但請務必設身處地協助他們。

「我說不定就是 ?!」
給這樣認為的你

生活指引！

每天都在加班。為什麼大家都能這麼快完成工作？

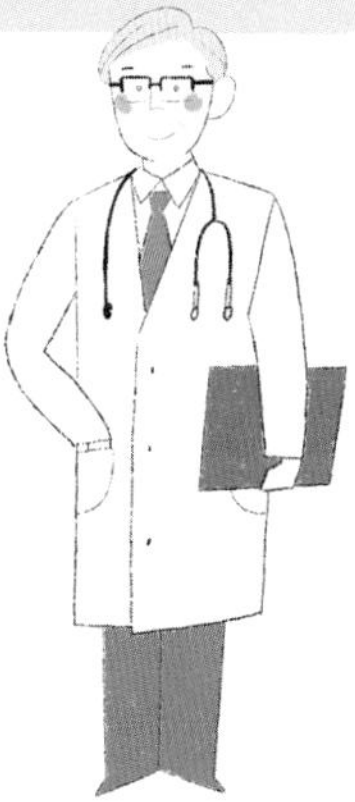

重新回頭檢視自己的工作

有 ASD 的人容易把時間花在別人認為「一點也不重要」的作業上。舉例來說，明明在做僅限公司內部使用的資料，卻因為糾結字體、字的大小、行距等部分而煩惱，反覆修改好幾次。請重新檢視一下自己在工作時，是否對這些細節太過講究。此外，下班時間到了之後，也請對自己說：「好，剩下的明天再做！」並切換成下班模式。說出口也是很重要的。

24

明明被肯定，為何拒絕升遷？

為什麼沒辦法應付？

對現況改變感到恐懼，無法以有彈性的方式應對

據說ＡＳＤ患者有種關於時間的特殊感覺，認爲「今天和昨天一樣。不管是一年後還是十年後，也都和今天一樣」。

有ＡＳＤ的Ｈ小姐（三十歲）收到升職的人事異動通知。雖然從客觀來看是值得慶賀的事，但她卻非常煩惱。她知道自己無法這麼靈活地處理預期以外的事情，因此一直以來，不論任何事都避免變化。某些擁有相同特質的ＡＳＤ患者，每天通勤都彷彿電車行駛在軌道上一樣，總是沿著完全相同的路徑走。如果偶然因爲施工而必須繞路，一整天的心情馬上就會被破壞。

這種時間感，屬於第二十六頁所介紹「維持同一性」的其中一種表現。有不少人無法像一般人那樣，能應付或推測時時刻刻有可能出現的變化。突如其然的改變甚至會讓他們覺得恐懼，變得坐立難安。

因為「維持同一性」的緣故，覺得同樣的時光將永遠持續下去

看在別人眼中

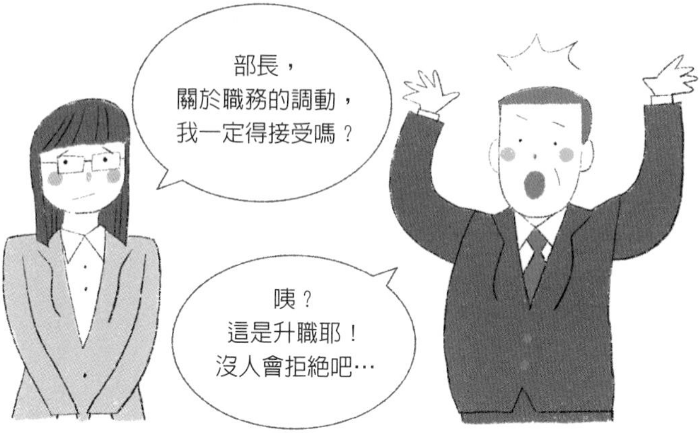
部長，
關於職務的調動，
我一定得接受嗎？
咦？
這是升職耶！
沒人會拒絕吧…

當事人卻…

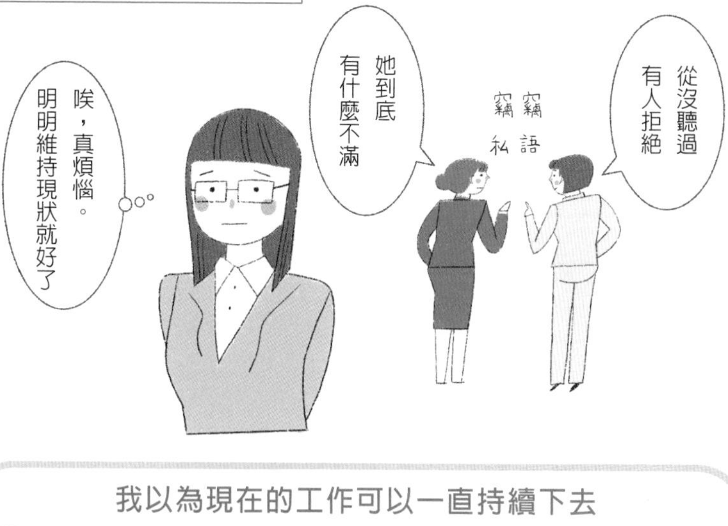
從沒聽過
有人拒絕
竊竊
私語
她到底
有什麼不滿
唉，真煩惱。
明明維持現狀就好了

我以為現在的工作可以一直持續下去

這是我出社會第七年，也一直在相同的部門工作。最近每天的工作幾乎都能符合預期，工作起來很舒服。但前幾天部長卻跟我說「希望你接任新部門的主任」，讓我幾乎陷入恐慌。明明維持現況就好了……（H小姐，三十歲）

理解 ASD 患者的特殊感受，給他適才適所的穩定工作

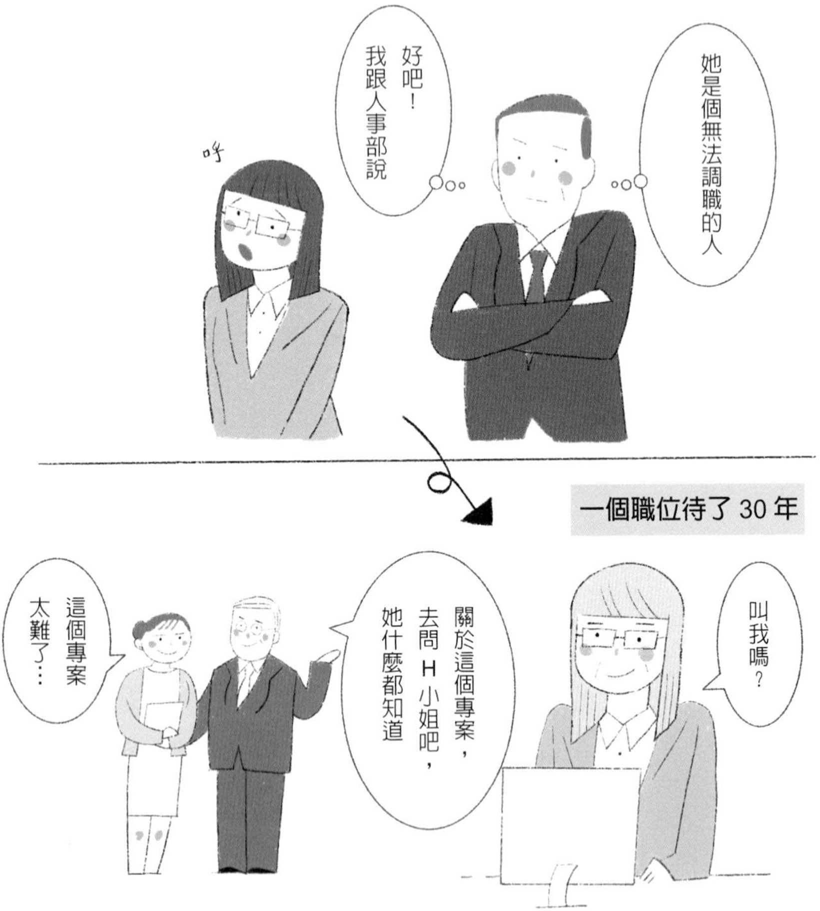
她是個無法調職的人
呼
好吧！我跟人事部說
一個職位待了 30 年
這個專案太難了……
關於這個專案，去問 H 小姐吧，她什麼都知道
叫我嗎？

重點！

· ASD 患者的時間感有時與一般人完全不同

· 對變化感到恐懼

◎讓他成為某項工作的專家吧！

請想像一下「活在永恆不變的時間裡」是什麼感覺。有ASD的人活在一種感覺裡：他們將處於與現在這個瞬間完全相同的狀態，不論是一年後或十年後都一樣；並藉由相信這點不會改變，來獲得內心的平靜。這樣的ASD患者，喜歡並擅長缺乏變化的日常工作。他們能抱著穩定的心情，持續專注在同一項工作好幾個小時。

希望周圍的人能理解這種特殊的時間感，並盡量提供沒有變化的工作環境。有些人因爲一直在同一個部門工作，所以累積了大量的專業知識與做事方法，甚至被稱爲「專家」或「活字典」。不少ASD患者都是擁有這種潛力的人才。

「我說不定就是?!」
給這樣認為的你

生活指引！

待在不斷嘗試挑戰新事物的公司，無法跟上變化

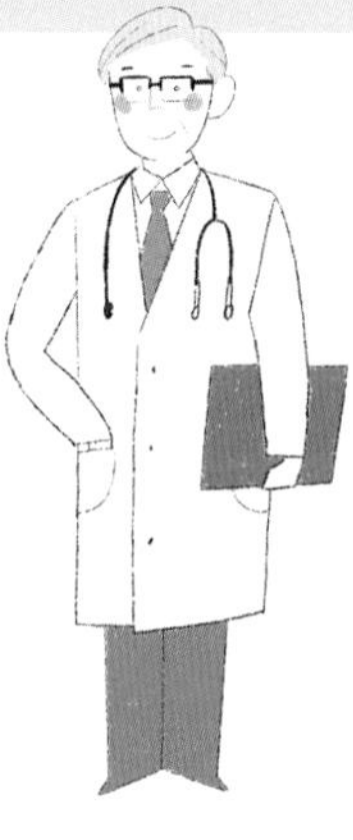

不必勉強配合，改變環境吧！

如果你現在因為跟不上周圍的速度而苦惱，不妨在必要時坦承自己的特質，向公司請調到穩定的部門。如果忍著痛苦配合環境，總有一天會對身心造成影響。即使不是ASD，這個世界上也有許多討厭變化的人，重要的是選擇適合自己的環境。

25 遇到著迷的事物就會忘我，完全荒廢生活

差不多該結束了吧？

會把身體搞壞！

即使同樣是發展障礙者，一旦發現喜愛的事物，有ASD的人也是特別容易著迷的一群，以至於其他事物完全無法進入他們的感知範圍。

有ASD的J先生（十八歲）廢寢忘食地沉迷於網路遊戲，甚至因此導致慢性睡眠不足，也就是所謂「過度專注」的狀態。他絲毫聽不進家人擔憂的聲音，也幾乎看不見未來的展望。

J先生覺得，玩遊戲最能讓他有「活著」的感受；他選擇在時間較彈性的便利商店打工，也是爲了玩遊戲。一般人即使沉迷於某件事情，也不太容易到這種程度。他們會考慮「這樣會不會影響到明天的事？」或「多少也該吃點東西吧」之類的，但J先生只看得到現在這一瞬間。看診時，即使建議他「至少不要玩遊戲玩到半夜，好好睡一覺吧」，他也回答「玩遊戲是我人生中最重要的事情，只有這件事你不要管」。

因為「過度專注」而顧不上吃飯睡覺等基本生活

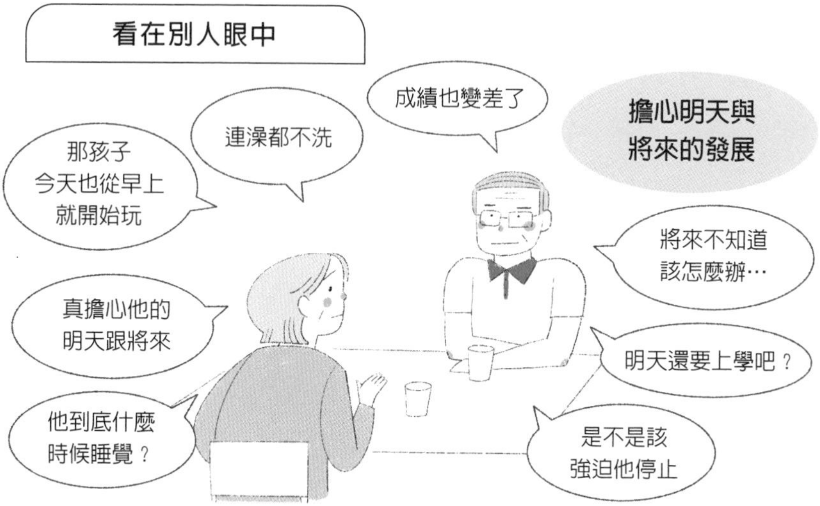
看在別人眼中
成績也變差了
擔心明天與將來的發展
連澡都不洗
那孩子今天也從早上就開始玩
將來不知道該怎麼辦…
真擔心他的明天跟將來
明天還要上學吧？
他到底什麼時候睡覺？
是不是該強迫他停止

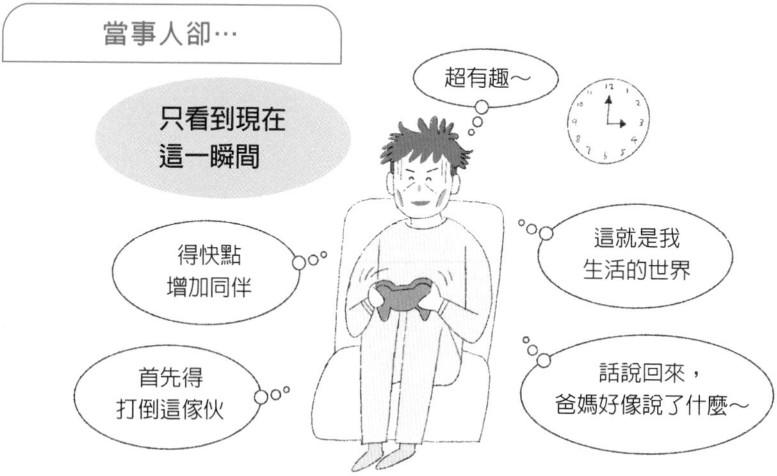
當事人卻…
超有趣～
只看到現在這一瞬間
這就是我生活的世界
得快點增加同伴
首先得打倒這傢伙
話說回來，爸媽好像說了什麼～

遊戲拯救了我的人生。這是無法退讓的最優先事項

一直以來，我都活得很痛苦，但開始玩遊戲之後，我的人生就改變了。參加比賽獲勝時，真的能讓我感受到活著的喜悅。遊戲是最優先事項，因此減少睡眠時間也是無可奈何的。日後也打算只做最低程度的工作，過著以遊戲為主的人生。（J 先生，十八歲）

當 ASD 患者沉迷於某事時，請展現支持的態度，並找出折衷點

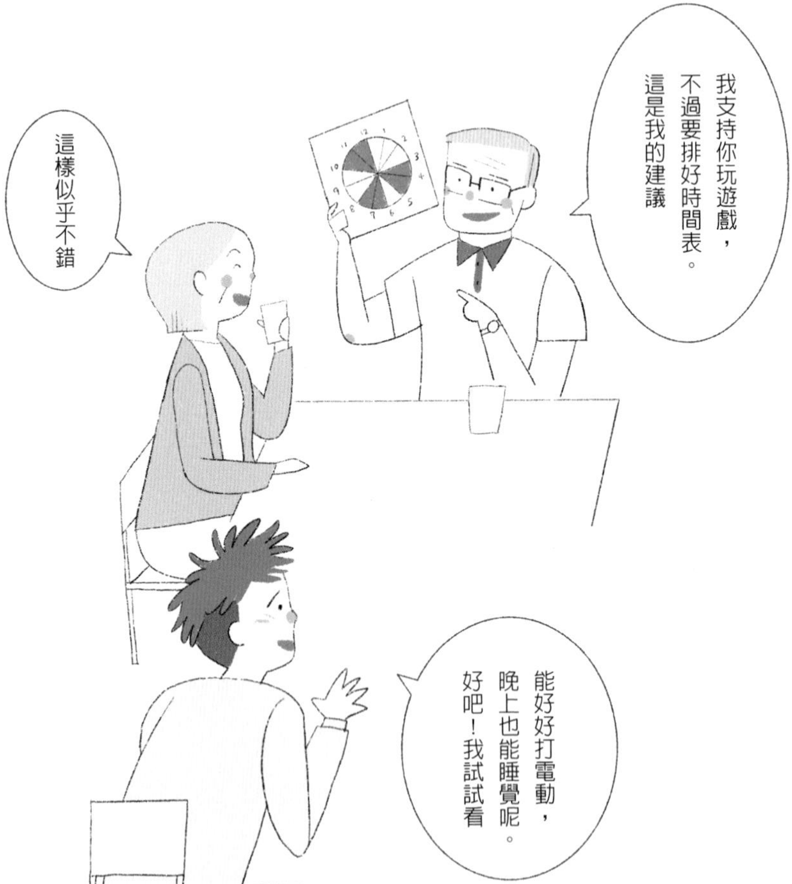

我支持你玩遊戲，不過要排好時間表。這是我的建議
這樣似乎不錯
能好好打電動，晚上也能睡覺呢。好吧！我試試看

重點！

· 這是當事人生命中的喜悅，是人生的重心

· 旁人就算反對，也只會遭到反彈

◎聆聽當事人的意見，展現支持的態度

具有沉迷於某件事物的特質，意味著有機會成爲專家。但如果這種狀態影響到日常生活，就有必要處理。

強行制止往往只會招致反抗，因此只有在對方冷靜時才能進行溝通。不要劈頭就否定，先展現支持的態度吧！但同時也一起思考如何在維持日常生活的範圍內從事「興趣」。此外，不要只是單方面提建議，納入當事人的意見也很重要。

尋求第三者的協助也是一種方法，好比說，在當事人所沉迷的領域中受他敬重的人。以J先生爲例，可以邀請J先生在電玩界中尊敬的對象，請他們提出「自動自發，控制玩遊戲的時間吧」之類的呼籲，或許更容易讓他們聽進去。

「我說不定就是?!」
給這樣認為的你

生活指引！

遠端工作導致喪失時間感，持續工作到早上

建立強行回到現實的機制

遠端工作的干擾較少，雖然能提高專注力，但另一方面，往往也很容易忘記時間。請使用手機的鬧鐘功能，或利用定時開啓電視、播放音樂的設定，強制將自己拉回現實。徹夜工作的狀態看似頗有進展，實際上卻會因為腦袋混沌導致生產力低落。請思考如何在最佳狀態下發揮出色的專注力吧！

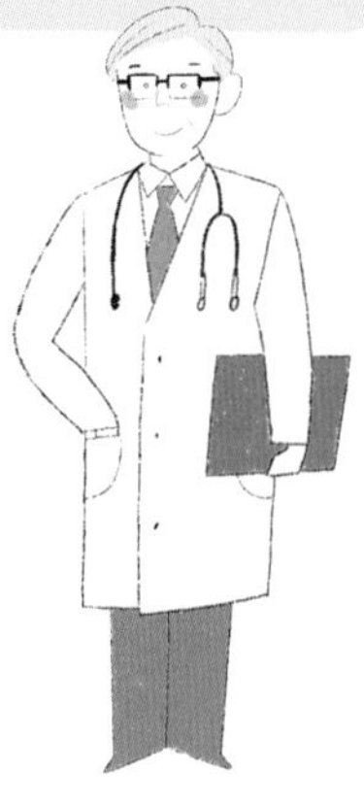

3

不懂各種「常識」，無法做出適當行為。

有發展障礙的人經常遲到，這是眾所皆知的。原因絕大多數都出在因為同時有睡眠障礙而導致的睡過頭、注意力渙散，以及不清楚事情優先順序等特質。

此外，無法整理房間與書桌、使得物品雜亂無章等現象，也可歸咎於注意力渙散與衝動性。

至於無法洗澡或搭乘電車，尤其是地下鐵，原因可能出在某些ASD患者身上會出現的感官過度敏感。

許多事情對一般人而言不過是「常識」，而且也能若無其事地完成；但有發展障礙的人就算想做，也往往做不到。因為這些行為背後往往有當事人自己的理由，就算努力也無法改變。

不過在這些問題當中，有一部分確實可以透過些微的調整或協助來解決。

針對具體的問題，請採取具體的方法迅速應對。

這樣的靈活度，就是在日常生活中與發展障礙者和諧相處的訣竅。

26

你還不快點給我起床！

快點去睡覺！

早上很難爬起來，晚上總是睡不著

發展障礙合併睡眠障礙的情況非常普遍，約有四到六成患者都有這個問題。有ADHD的M先生（二十一歲）也是其中之一。早上起床對他來說萬分艱難，而從起床後到中午前，大部分時間都精神渙散。

發展障礙者有強烈的夜貓子傾向。晚上，他們往往精力充沛，毫無睡意地從事各種活動；但到了早上，就完全失去活力。M先生也是，每天晚上都玩遊戲或瀏覽社群媒體，直到深夜。

睡眠問題也會出現在孩子身上。K小妹（八歲）也有晚上難以入眠、白天昏昏欲睡的情況。對孩子而言，睡眠障礙將導致無法上學或在課堂上打瞌睡等問題。周遭的人往往把解決方法想得太簡單，覺得「早點睡不就好了」，但事情並沒有那麼容易。失眠的原因有可能出在過動或過度專注、感官過度敏感等問題導致的壓力或生活習慣紊亂。此外，因大腦功能而造成問題，也是頗受矚目的說法。

可能是過動、過度專注、感官過度敏感……
導致的壓力或生活習慣紊亂

看在別人眼中

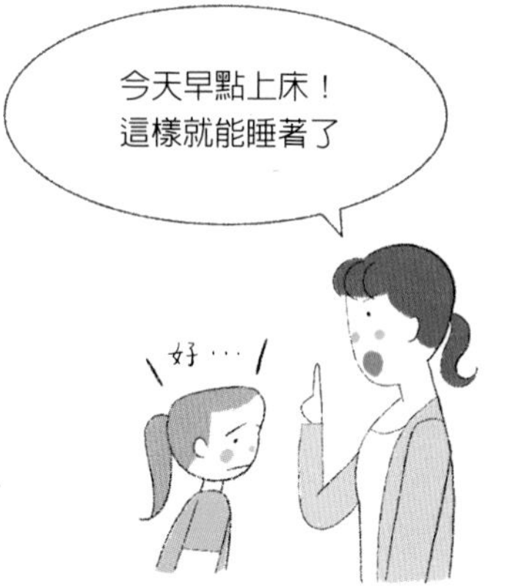
今天早點上床！
這樣就能睡著了
好…

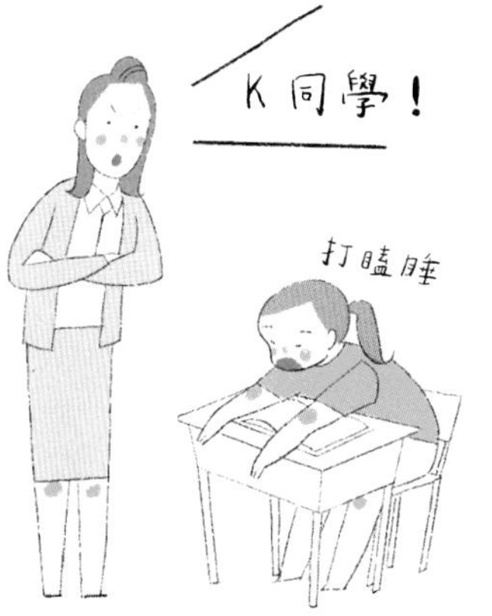
K同學！
打瞌睡

當事人卻…

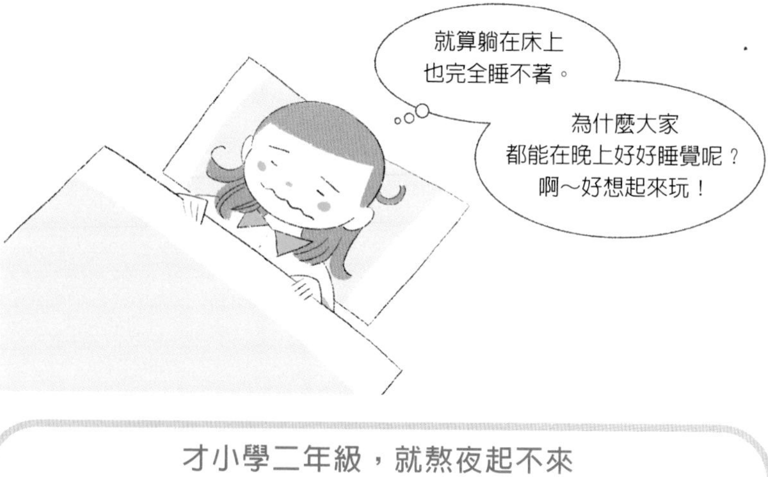
就算躺在床上
也完全睡不著。
為什麼大家
都能在晚上好好睡覺呢？
啊～好想起來玩！

才小學二年級，就熬夜起不來

我的孩子今年小學二年級，每天早上叫她起床都是一場硬仗。就算大聲叫，她也不曾因為這樣起床，讓我忍不住失去耐心。而且她晚上都不睡覺……後來還接到老師的電話，說她在學校總是睡眼惺忪。我很擔心她的功課會因此落後。（K小妹的母親）

最容易入門的對策是改善生活習慣。鼓勵他改變夜晚的活動吧！

首先從調整生活規律開始

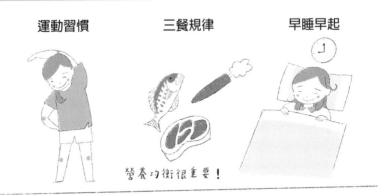

運動習慣　三餐規律　早睡早起

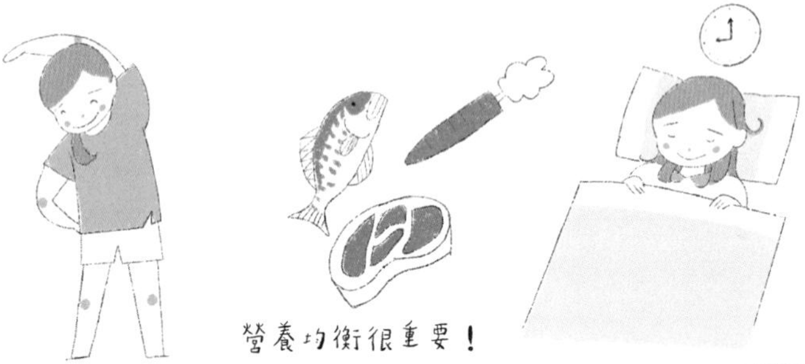
營養均衡很重要！

如果還是無法改善，請向專家求助

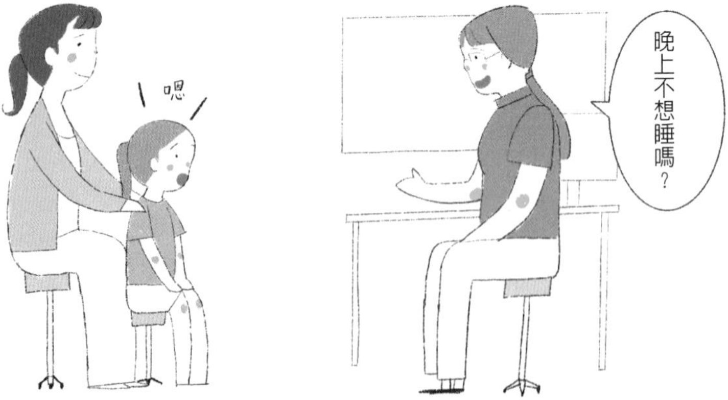
嗯
晚上不想睡嗎？

重點！

· 無論大人小孩，都從改善生活習慣做起
· 可考慮尋求第三方機構的協助
◎越是發展障礙者，越需要優質的睡眠

發展障礙者的睡眠障礙，多半是因爲其特質而造成的生活習慣紊亂，也屬於併發症的一種。因此無論大人小孩，我都建議從改善生活習慣做起。譬如透過早睡早起、均衡飲食、運動習慣等方式調整生活規律，再藉由調暗照明等方法改變寢室環境，或是培養睡眠儀式等，以改善睡眠品質。

如果仍有困難，請向醫院的睡眠門診求助。如果對象是孩子，可以先向地方政府的衛生所或小兒科醫師諮詢。千萬別小看睡眠障礙。睡眠不足所導致的神經系統紊亂，不但會使得發展障礙的情況更加惡化，也會讓睡眠問題變得更嚴重，陷入惡性循環。發展障礙者尤其需要優質的睡眠。

「我說不定就是?!」
給這樣認為的你

生活指引！

我是典型夜貓子，甚至有點變成睡眠障礙。但自由的時間只有晚上……

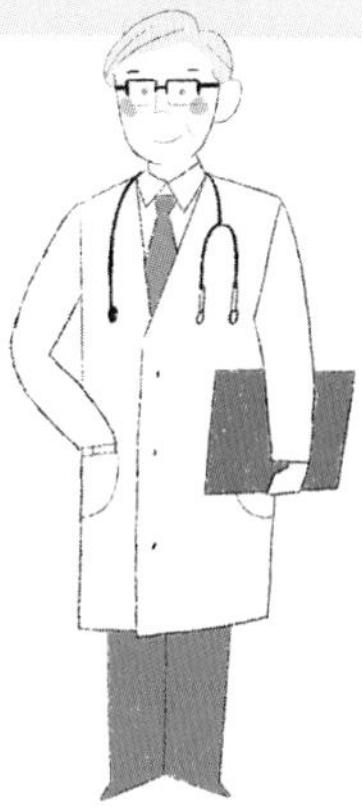

就當成被騙，開始「晨活」吧！

我建議所有迷上玩遊戲、滑手機、看漫畫、看YouTube……的人，可以在早上早點起來從事這些活動，而不是因為這些事晚睡。許多人開始「晨活」後，睡眠障礙就完全消失了。早上起床拉開窗簾，沐浴在充沛的陽光下，也是改善生活規律的重點之一。進入眼中的光線能產生刺激，重整夜貓子的生活規律，也能減緩讓身體進入休息狀態的褪黑激素分泌。

27 嚴重挑食，只吃少數固定的食物

又吃一樣的?!

還有其他好吃的啊！

在發展障礙者中，ASD患者也屬於偏挑食傾向特別嚴重的族群。

有ASD的I同學（十五歲）就是其中之一。她敢吃的食物只有少數幾樣，家人必須花很大的心思準備她每天的餐食。她就讀的國中原本規定必須吃營養午餐，但她取得學校許可，自己帶便當。

有人指出，這種極度偏食的原因來自ASD「感官過度敏感」的特質。有ASD的人，往往有一種或多種感官過度敏感的狀況，平常所承受的刺激和一般人相比，要強烈好幾倍。極度偏食的人，有可能是對辣味、苦味或酸味等感受異常強烈；但也有可能剛好相反，其實是感官遲鈍，不容易感覺到的緣故。至於食物的口感與溫度，也經常讓他們覺得不舒服到難以入口。這些經驗累積起來的結果，就是讓他們覺得「這個可以放心吃」的食物只剩下少數幾種。換句話說，這已經不是基於喜好的偏挑食了。

因為感官敏感，覺得討厭的食物很多

看在別人眼中

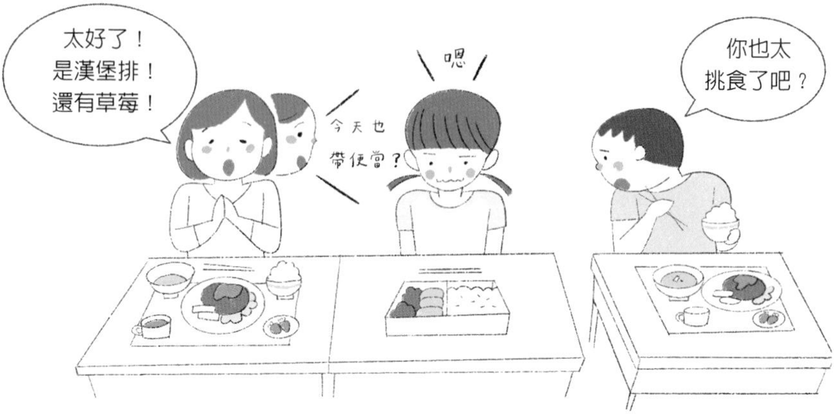
太好了！
是漢堡排！
還有草莓！
今天也
帶便當？
嗯
你也太
挑食了吧？

當事人卻…

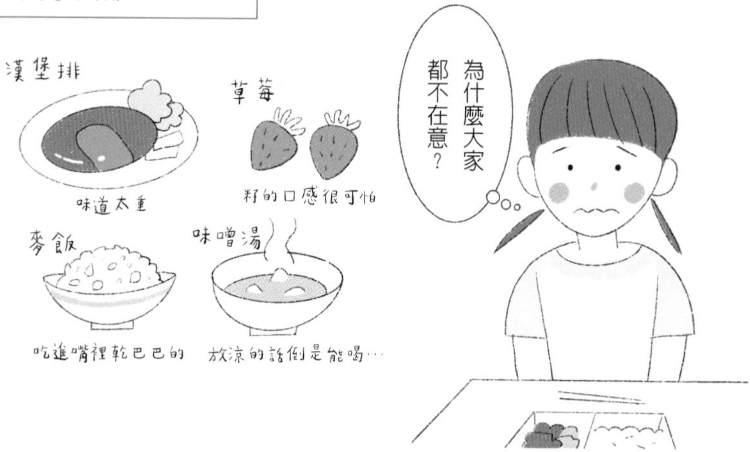
漢堡排
味道太重
草莓
籽的口感很可怕
麥飯
吃進嘴裡乾巴巴的
味噌湯
放涼的話倒是能喝…
為什麼大家
都不在意？

為什麼大家都能若無其事地吃進嘴裡？

咖哩、肉醬或漢堡排的味道都太重，而且超奇怪，所以我不喜歡。我討厭肉類軟爛的口感；炸物吃進嘴裡會刺刺的，我也很討厭。喜歡的食物是白肉魚、馬鈴薯與白飯……為什麼大家都能若無其事地吃進各種食物呢？（I同學，十五歲）

注意營養均衡而不強迫，等他慢慢增加能吃的食物

討厭的食物清單

- 炸物：麵衣吃進嘴裡很痛
- 咖哩：味道太重，無法下嚥
- 肉類：咀嚼時的口感很噁心
- 烤魚：外型很恐怖

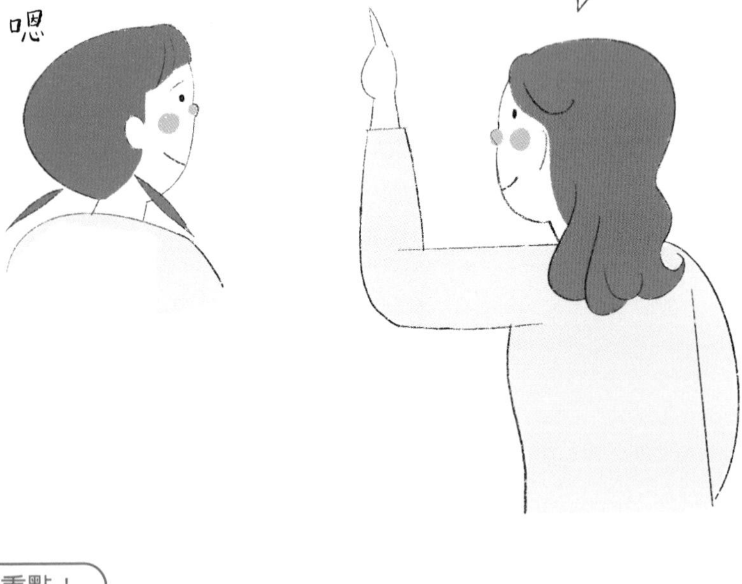
我不會生氣，
請一一告訴我
不喜歡的理由
嗯

重點！

· 偏食不是因為任性
· 了解哪些特性的食物會讓他不舒服
◎能溫暖守護並幫助他的，只有家人！

成長中的孩子偏挑食，家人當然會擔心，有時甚至想要斥責他：「把這個吃掉，不要找藉口！」但如果勉強他，說不定反而會導致不吃的食物增加。

這時，請花時間聽當事人說明理由，並試著整理出他所吃過且覺得討厭的食物中，有哪些共通點或特性。只要具體了解讓當事人強烈感到不適的「刺激」真相，比如「只要有一點辣就不行」或「脆脆的不行」等，要找出他能吃的東西，我想就能變得比較容易。

請理解這絕對不是任性的偏食，透過溫暖的守護，幫助他增加能吃的食物吧！

「我說不定就是?!」
給這樣認為的你

生活指引！

我不討厭草莓的味道，但為什麼看到草莓就想吐？

說不定是視覺過度敏感所致

感官過度敏感造成的偏食，不只源自於味覺或口感（屬於觸覺）。說不定你是因為草莓的鮮紅色，或是一粒粒種子排列在表面的樣子太過刺激視覺，所以才覺得想吐？這應該是視覺過敏所導致的。如果喜歡草莓的味道，也會覺得想吃，不妨把它壓成果泥，或閉著眼睛丟進嘴裡。像這樣排除討厭的部分，也是一種方法。

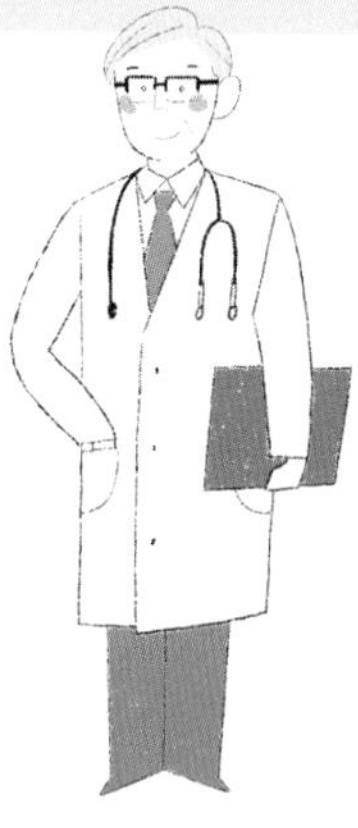

28

對聲音敏感，害怕很大的聲音

有些發展障礙者討厭搭電車，甚至會怕到不敢搭。背後的原因可能有許多種，但說到ASD，首先想到的就是感官過度敏感。

感官過度敏感，指的是聽覺、觸覺、視覺、嗅覺、味覺中的一種或多種非常敏銳，即使是一般人不會在意的刺激，也會產生強烈反應，導致產生龐大的壓力。

例如有ASD的N小妹（十一歲）由於聽覺敏感，非常害怕火車轟隆轟隆的聲音，因此不太敢搭乘電車或火車。同樣患有ASD的A先生（十八歲）也是這樣的人，能聽到別人聽不到、日光燈發出的「茲茲」聲。還有一些人因爲觸覺過分敏感，難以忍受碰到身旁的人，所以無法搭乘擁擠的大眾運輸工具。此外，視覺過分敏銳的人會對光線過度反應，嗅覺及味覺敏感的人會對特定氣味感到極度刺激。但另一方面，也有一些人的特質展現在對這些刺激的反應遲鈍。

也就是說，某些發展障礙者的五感和一般人是截然不同的。

發展障礙者的五感與一般人截然不同

看在別人眼中

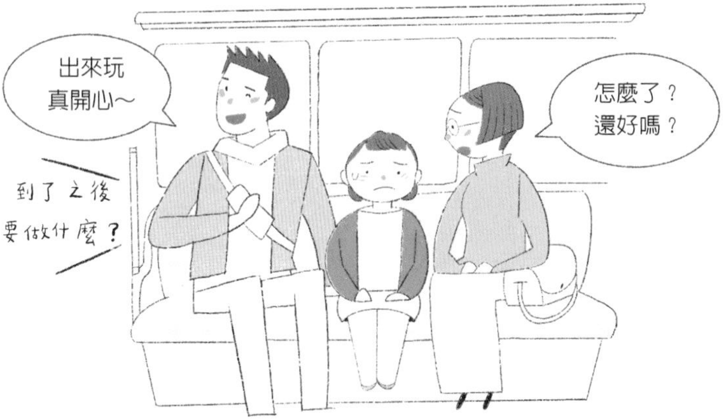
出來玩
真開心～
到了之後
要做什麼？
怎麼了？
還好嗎？

當事人卻…

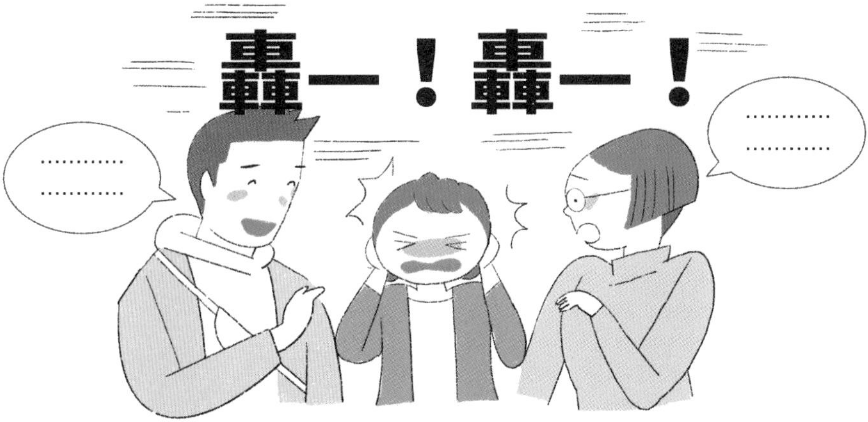
轟—！轟—！
…………
…………
…………
…………

搭地鐵最可怕，但還有很多令人不舒服的場合

地下鐵會發出很大的聲響，所以我不敢搭。上學途中會走的大馬路也有卡車開過去，聲音很大很恐怖。下課時待在教室裡，大家吵鬧的聲音讓我很受不了。即使在家裡，有時也會很在意哥哥看電視的聲音，還因此跟哥哥吵架。（N小妹，十一歲）

不必強迫他們習慣，可借助工具的力量消除壓力源

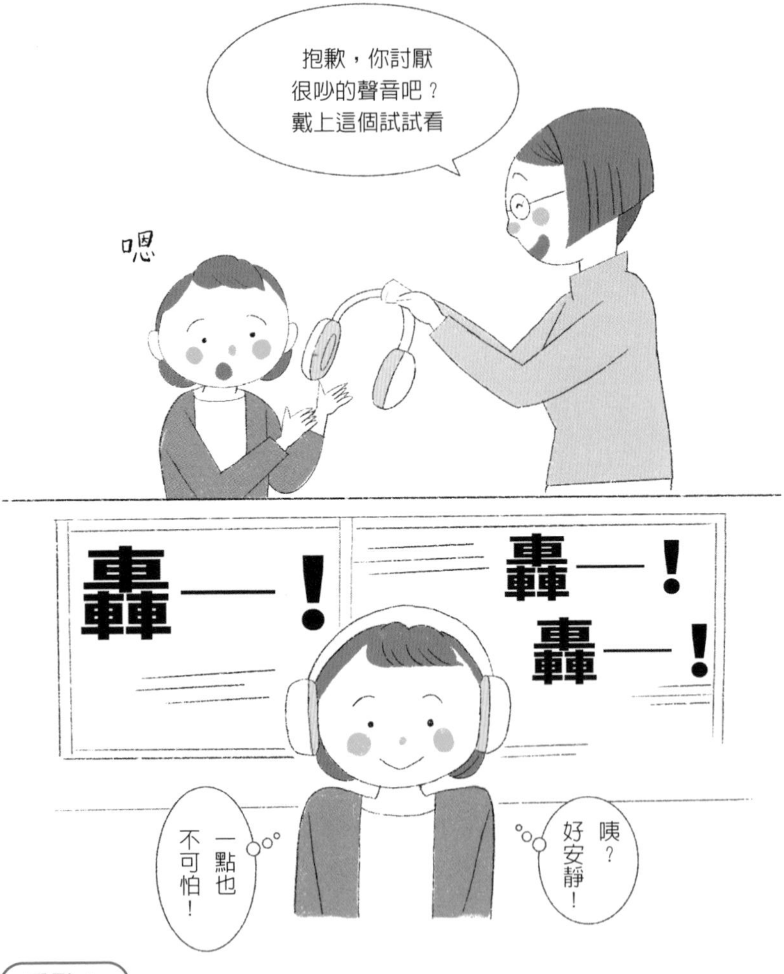
抱歉，你討厭
很吵的聲音吧？
戴上這個試試看
嗯
轟——！
轟——！
轟——！
咦？好安靜！
一點也不可怕！

重點！

· 強迫他們習慣刺激，只會造成反效果
· 就算說「不可怕」，當事人還是很害怕
◎請耐心地陪伴孩子度過，症狀有時會隨著成長而緩解

強迫感官敏感的人適應刺激，反而有可能增加他們的恐懼，造成反效果。就算說「不可怕」「別擔心」，當事人也完全聽不進去。

如果孩子因聽覺敏感而無法搭乘電車，可以購買能降低環境噪音的防噪音耳塞或頭戴式耳罩讓他們佩戴。只要找到合適的工具，孩子說不定就能自在地搭乘交通工具；當然，不搭乘也是一個選項。此外，孩子可能會因爲突如其來的刺激而陷入恐慌，所以也應該提前告知這一點，讓他們有心理準備。譬如跟孩子說：「等一下電車來了，會有『轟隆轟隆』的聲音喔！」

這樣的症狀有機會隨著成長而緩解，請耐心陪伴孩子度過這個階段。

「我說不定就是?!」給這樣認為的你

生活指引！

我不害怕聲音，但一搭電車就會焦慮，甚至感到呼吸困難

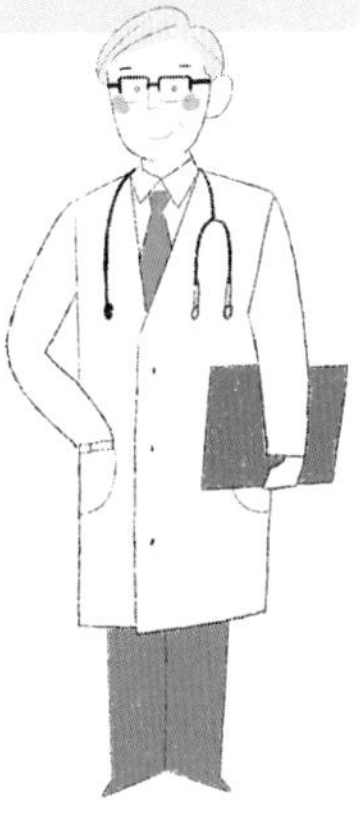

有些人不敢搭電車是因為焦慮症

除了發展障礙，也有人會因為廣場恐懼症而無法搭乘電車。廣場恐懼症是焦慮症的一種，有這種症狀的人會對不安全且無處可逃的場所感到害怕。也有不少人雖然能搭乘每站都停的普通列車，卻無法搭乘停靠站較少的直達車。焦慮症也不是努力就能解決的問題，因此，和別人一起行動時，請坦白告訴對方自己因為焦慮症而無法搭乘直達車。

29 明知不能晚到，卻莫名其妙總是遲到

又來了！

怎麼不早點出門？

遲到是發展障礙者非常普遍的特質，幾乎已成爲代名詞；但他們並非不在意時間，而是明明很努力準備，卻不知爲何每次都會遲到。最主要的原因是基於大腦特性，導致他們估算時間的能力低落。

有ADHD的W小姐（二十一歲）曾在重要的求職面試中遲到。她預估「化妝需要十五分鐘」「換衣服需要十分鐘」，但實際上每個步驟都花了約半小時。此外，時間也在她悠哉準備的過程中流逝，往往直到最後關頭，她才開始慌張，或是因搞不清楚事前準備的優先順序而手忙腳亂。其他還包括：粗心搞錯時間地點、在赴約的過程中被其他事物分神等，理由非常複雜且多樣。

至於有ASD的人，如果在外出前專注於做其他事情，就會很難切換心情進行準備。此外，準備時或移動中如果發生預期以外的事件，也可能因爲無法靈活應變而導致遲到。

估算時間的能力低落是最主要的原因

看在別人眼中

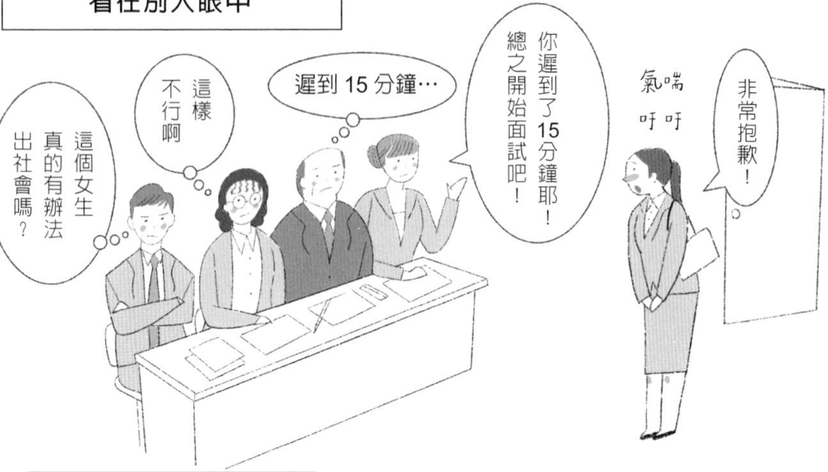
非常抱歉！
氣喘吁吁
你遲到了15分鐘耶！總之開始面試吧！
遲到15分鐘…
這樣不行啊
這個女生真的有辦法出社會嗎？

當事人卻…

2小時15分鐘前

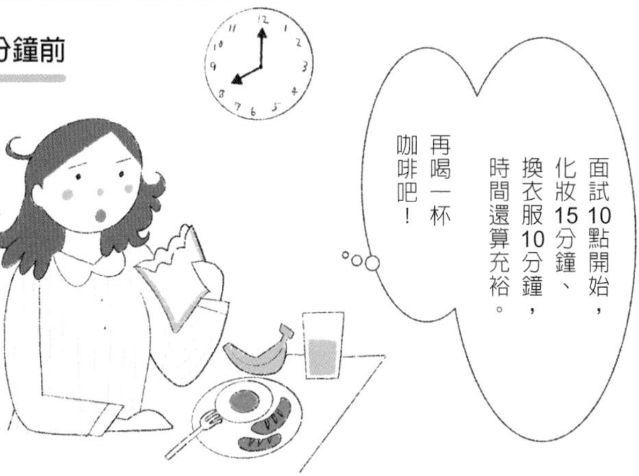
面試10點開始，化妝15分鐘、換衣服10分鐘，時間還算充裕。
再喝一杯咖啡吧！

我並不覺得遲到可以被原諒，每次都會反省

我從小就容易遲到。之前參加重要的面試時也遲到了。每次都覺得要提早準備才行，但回過神來，卻還是來不及在預定的時間出門。明明一直都很注意……我並不覺得遲到也無所謂，所以每次都很消沉，想設法改善。（W小姐，二十一歲）

當事人不擅長估算時間，就由身邊的人協助她規畫

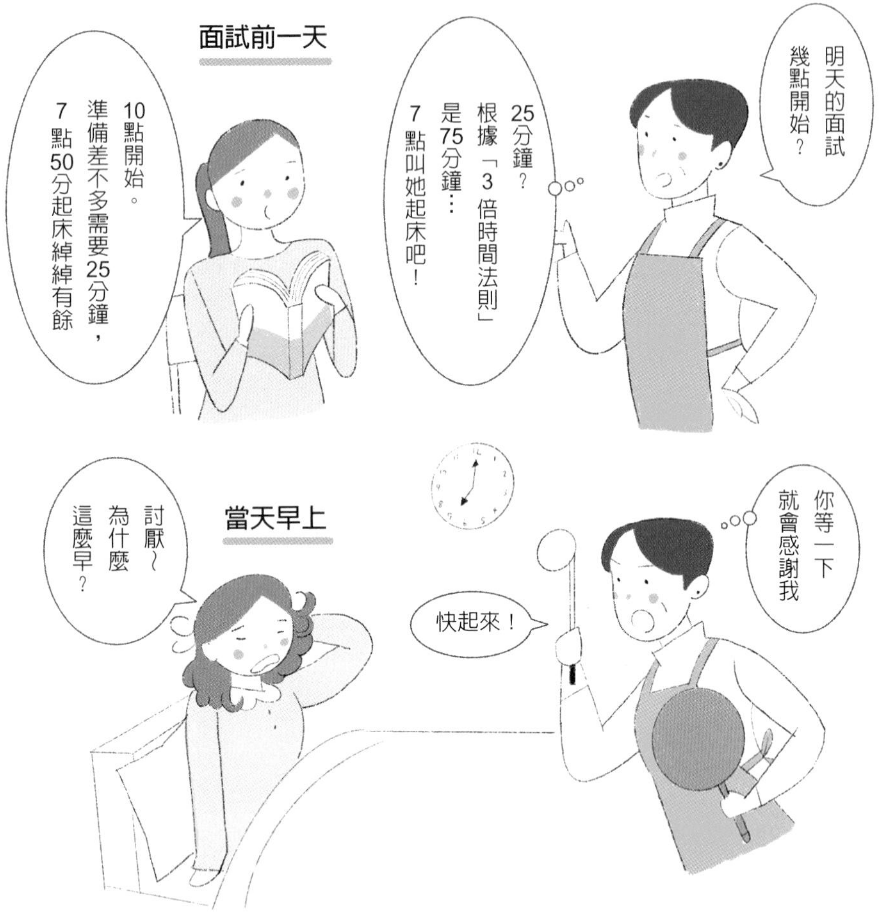
面試前一天
明天的面試幾點開始？
10點開始。準備差不多需要25分鐘，7點50分起床綽綽有餘
25分鐘？根據「3倍時間法則」是75分鐘⋯7點叫她起床吧！
當天早上
快起來！
討厭～為什麼這麼早？
你等一下就會感謝我

重點！

· 當事人沒有惡意，甚至很想避免遲到

· 往往容易重複同樣的失誤

◎養成習慣前，請身邊的人徹底協助

防止遲到最簡單又有效的方法，就是「將時間設定提早」，譬如告訴當事人一個比實際集合時間更早的時間（十五分鐘之類的），或是將交件期限提早一天等。

此外，事先詢問當事人需要的時間，並將時間放大成三倍，以這個時間爲基準、提醒他開始準備，也有不錯的效果。我稱之爲「三倍時間法則」。

如果在時間快到時，才接收到各種資訊，往往會導致當事人搞不清楚事情的優先順序。比如說，一起外出拜訪客戶時，可以在出發前一小時請對方確認必須的資料文件等，以免他事到臨頭才手忙腳亂。遲到的壞習慣源於大腦特質，很難輕易改善。配合對方狀況、準備多項對策，才是解決之道。

「我說不定就是?!」
給這樣認為的你

生活指引！

自己也因為改不掉遲到的壞習慣而煩惱。有沒有什麼對策呢？

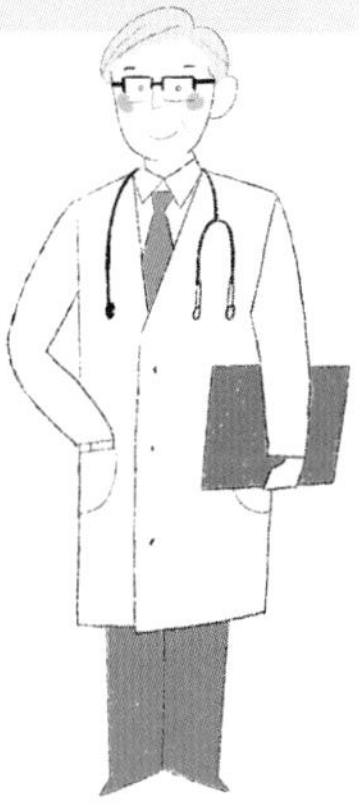

測量每天處理例行事務花費的時間，將其視覺化

請試著記錄一下每天花在刷牙、更衣、化妝等「例行公事」的時間，一一列成清單（譬如「化妝十五分鐘」），並貼在看得見的地方。與其盲目提早行動，還不如做成視覺化清單，用它來反推更準確。這個方法在工作中也很有效，請務必一試。

30 這樣的孩子，到底為什麼討厭洗澡呢？

為什麼不肯洗澡？

明明很舒服……

出乎意料的，有不少發展障礙的孩子不喜歡洗澡。據推測，可能的原因大概有幾種，譬如有ＡＳＤ的Ｙ小弟（五歲），就具有感官過度敏感的特質，尤其是觸覺。一般人不會對從蓮蓬頭灑出來的水有什麼感覺，但Ｙ小弟卻會因此覺得疼痛，所以不喜歡洗澡；也有些孩子極度討厭熱水濺到臉和耳朵的感覺。對我們來說「舒服」的入浴時光，對他們而言卻是折磨。這正是他們所看到（感覺到）的世界和我們不同的地方。

同樣有ＡＳＤ的Ｃ小妹（七歲），則有自己非常執著的講究，因此當她喜歡的肥皂或洗髮精用完時，就會陷入恐慌，甚至會說：「今天不要洗澡！」

至於有ＡＤＨＤ的人，他們討厭的往往不是洗澡這件事，而是每天在相同的時間做相同的事情，這是ＡＤＨＤ的特質。每天都要花時間洗臉、刷牙，往往讓他們覺得非常麻煩。

洗澡只是一種折磨。
有些人也不懂為什麼要洗澡

看在別人眼中

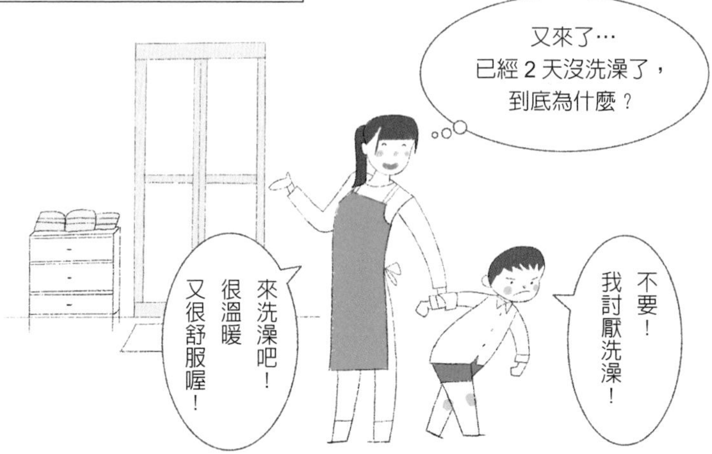
又來了…
已經 2 天沒洗澡了，
到底為什麼？
來洗澡吧！
很溫暖
又很舒服喔！
不要！
我討厭洗澡！

當事人卻…

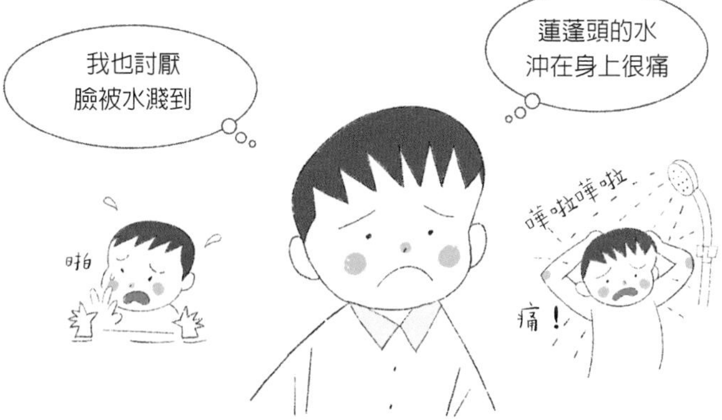
我也討厭
臉被水濺到
蓮蓬頭的水
沖在身上很痛
啪
嘩啦嘩啦
痛！

就算不用蓮蓬頭，也很討厭洗澡

我家的孩子在沖澡時說「好像被鞭打一樣」，似乎非常痛的樣子；但如果用小盆子舀水慢慢沖，就沒問題，所以我沒讓他用蓮蓬頭。即便如此，他還是很討厭洗澡，每天洗澡都很累人。（Y 小弟的母親）

盡量讓本人採取覺得舒適的洗澡方法，並清楚告訴他洗澡的意義

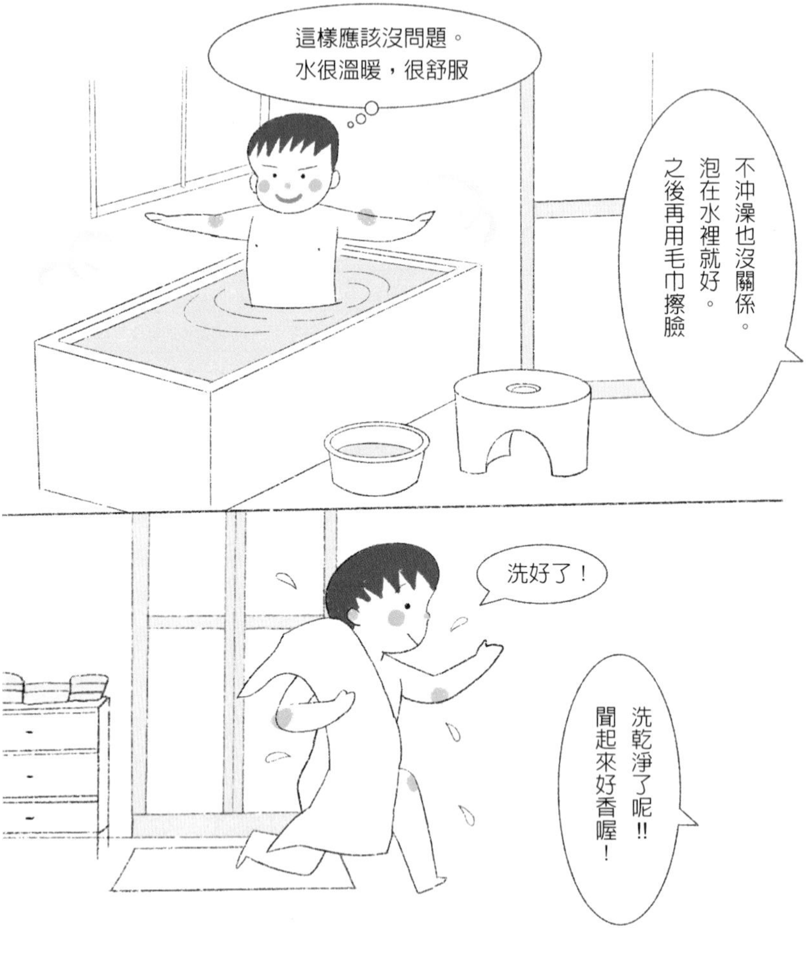
這樣應該沒問題。
水很溫暖，很舒服
不沖澡也沒關係。泡在水裡就好。之後再用毛巾擦臉
洗好了！
洗乾淨了呢!! 聞起來好香喔！

重點！

· 不必強迫他每天都洗

· 花心思讓他覺得舒服，並稱讚他，讓他心情好

◎告訴他洗澡的意義與樂趣

舉例來說，如果孩子討厭淋浴，可以告訴他「只泡澡也可以」，總之讓他習慣最重要。與其強迫他們每天洗澡，不如在剛開始的時候設定兩天洗一次之類的規則；在他每次洗完之後，也可以大力稱讚：「洗乾淨了呢！聞起來好香喔！」此外，還可以準備浴帽、柔軟的紗布巾或海綿、好聞的洗髮精和肥皂等孩子喜歡的小東西，讓洗澡多少變得愉快一點。在浴缸裡放一些泡澡玩具也是一種方法。

淨身是對周遭人們的一種禮貌，但孩子可能沒有意識到這一點，所以請用清楚易懂的方式說明洗澡的意義。比如「不洗澡會臭臭髒髒的，也會讓旁邊的人覺得不舒服」。

「我說不定就是?!」給這樣認為的你

生活指引！

我從小就很討厭洗澡。甚至曾經一整個禮拜沒洗

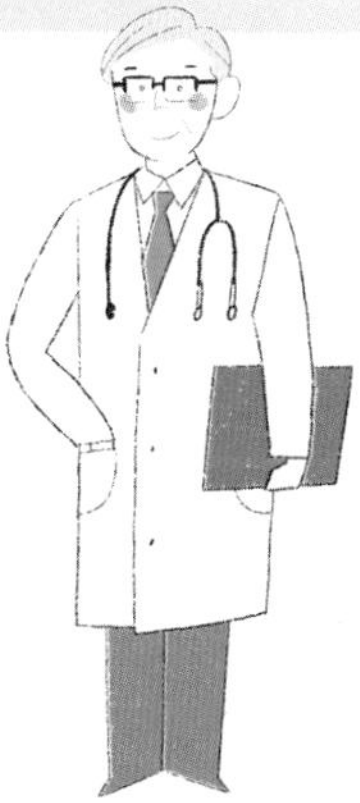

洗澡的優點很多。請務必克服

請試著明確地用語言表達自己不喜歡洗澡的理由。我相信對許多人來說，最主要的原因是「麻煩」。事實上，不論對任何人而言，洗澡都有很多優點，因此請花點心思克服「麻煩」的念頭吧！舉例來說，可以在洗澡時用防水喇叭聽音樂或享受閱讀等；現在也有很多泡澡小物，為了解決討厭洗澡的問題，不妨考慮買來用用看。

31 我也想整理，但為什麼做不到呢？

哇！房間好髒

稍微整理一下吧？

有ADHD的J小姐（二十三歲）很不擅長收拾整理。她的辦公桌周圍堆滿物品，幾乎每天都在找東西。有時別人講了幾句之後，她會突然想整理；但過了不久又恢復原狀。她說自己家裡的房間也是同樣的狀況。

不擅長整理是ADHD很常見的特質。由於注意力渙散，容易把才拿出來的東西丟在一旁，又被其他物品吸引，或是忍不住沉浸在閱讀資料或雜誌之中；又或是因爲空間識別能力薄弱，而無法有效運用空間。如果同時還有ASD特質的話，那麼很有可能出現「即使是不需要的東西，也捨不得丟，還會收藏起來」的現象。再加上衝動性的緣故，往往會不斷買下自己感興趣的東西，導致雜亂程度有增無減。周遭的人常覺得「這麼亂竟然還受得了」，但本人其實也不覺得這是舒服的狀態。對容易分心的ADHD患者而言，整齊的空間應該才是最舒適的。

衝動性、缺乏專注力、無法排定優先順序

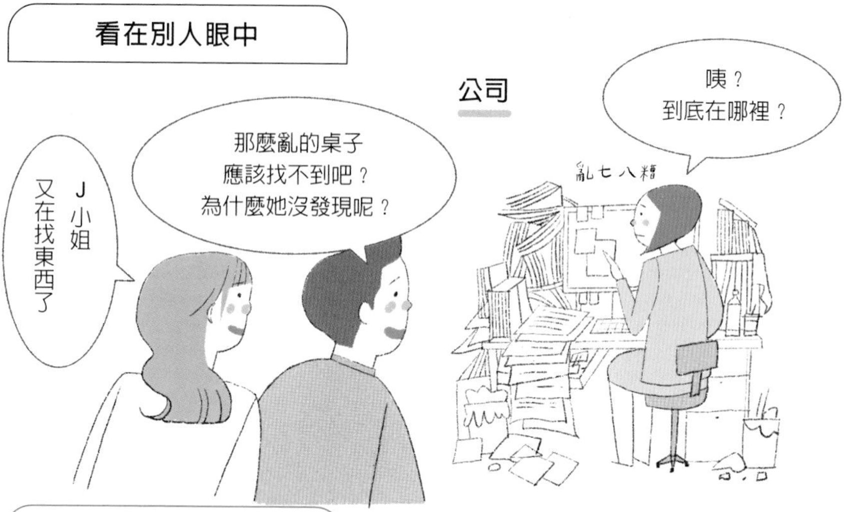
看在別人眼中
J小姐
又在找東西了
那麼亂的桌子
應該找不到吧？
為什麼她沒發現呢？
公司
咦？
到底在哪裡？
亂七八糟

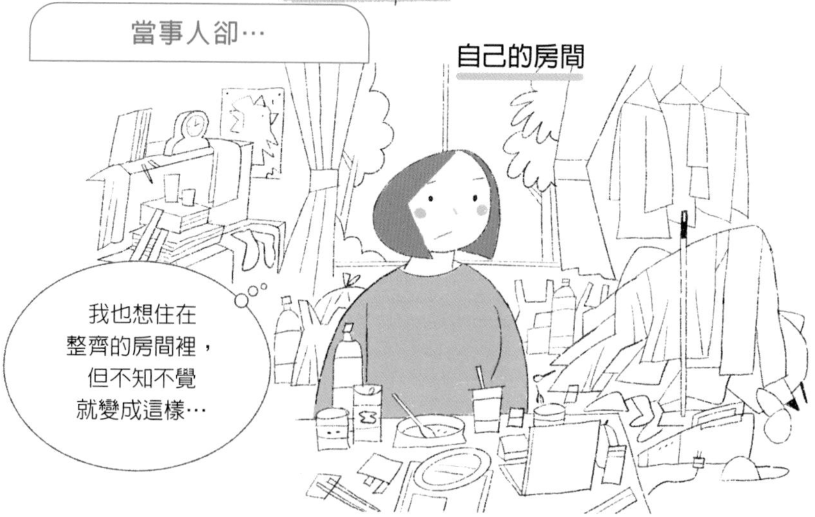
當事人卻…
自己的房間
我也想住在
整齊的房間裡，
但不知不覺
就變成這樣…

我也想整理，但為什麼做不到呢？

看到我房間的人都會說「你最好整理一下」，我也不認為這樣的狀態很好。每次都這樣，雖然覺得「今天一定要整理」並開始動手，但不知為何，就是無法整理乾淨！原因我不清楚，只覺得「希望有人幫幫我」！（J小姐，二十三歲）

就算想整理，也不知道該如何著手。請身邊的人告訴他整理方法吧！

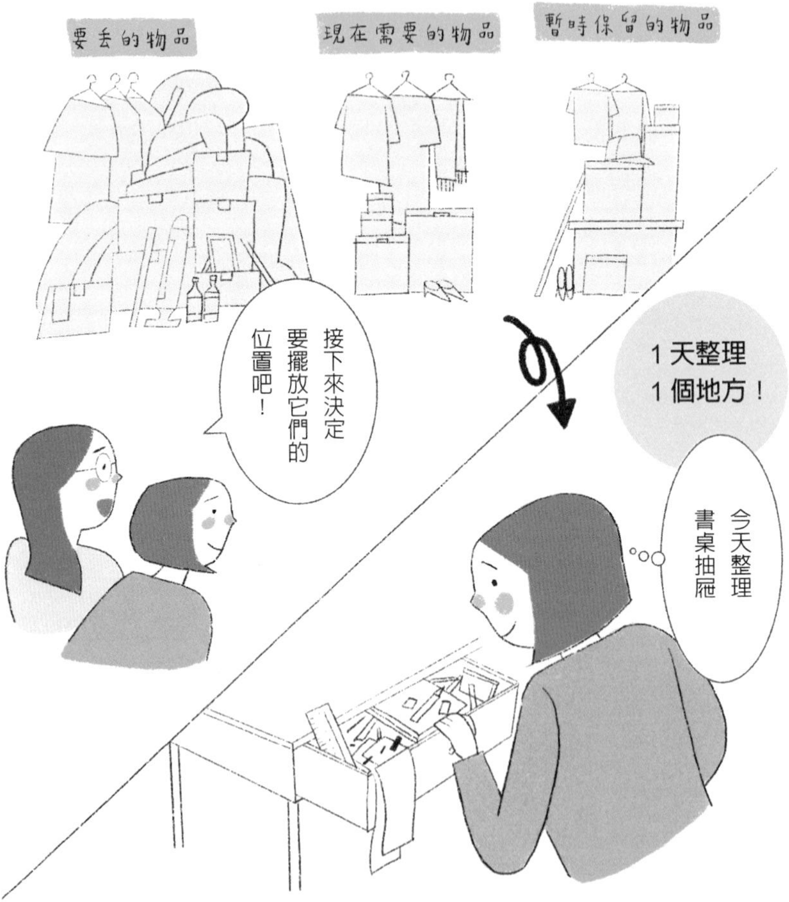

要丟的物品
現在需要的物品
暫時保留的物品
接下來決定要擺放它們的位置吧！
1天整理1個地方！
今天整理書桌抽屜

重點！

· 同時思考分類與丟棄
· 分區整理，養成一天整理一處的習慣
◎維持整潔的狀態很重要

有ADHD的人容易分心，如果光是要求他「整理」，他反而不知道該從哪裡著手。

總而言之，先從將所有東西拿出來、集中在一個地方開始吧！接著進行大致分類，譬如分成「現在需要的物品」和「暫時保留的物品」，並決定各自擺放的位置。不管怎麼分類都可以，但明顯不需要的物品（應該有很多！）請一定要處理掉。

重要的是之後的維持。決定擺放的位置與數量，可以避免物品增加；畫分出區塊，譬如書桌上、抽屜裡、櫃子上等，養成一天一定要整理一個區塊的習慣，就能持續維護整潔。這個方法對大人小孩都有效。

「我說不定就是?!」給這樣認為的你

生活指引！

雖然被批評亂七八糟，但這是對自己而言最舒服的狀態

ASD患者有自己的規則

雖然都是雜亂的狀態，但ASD患者有符合自己道理的規律。對他們來說，這才是「最容易拿取物品的狀態」。此外，有ASD的人多半有蒐集的癖好，儘管旁人或許難以理解，但對他們來說，這些東西有可能是寶物。只要自己感到舒適，就不需要強迫整理。不過，在公司或學校等公共空間，還是要有對他人最低程度的顧慮。

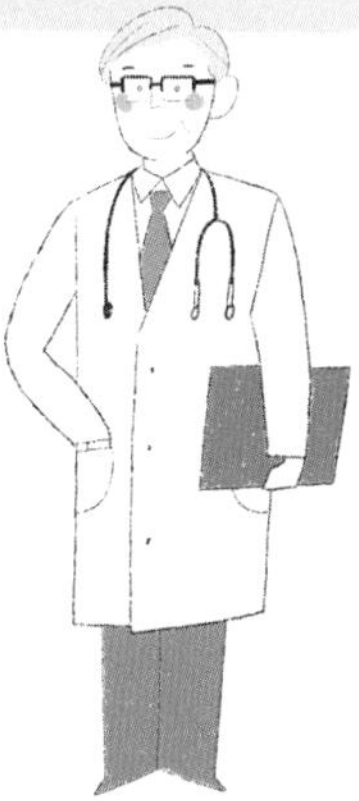

32 在意周圍窸窸窣窣的聲音，無法專注於對話或工作

你沒聽到嗎？

專心一點！

前面介紹過的聽覺敏感，有些人會以「周圍的聲音聽起來音量都相同」的特徵展現。各位聽過「雞尾酒會效應」這個詞彙嗎？一般人可以透過大腦內部的運作，忽略目標以外的雜音（也就是選擇性聽見某些聲音），所以即使在吵雜的場所，也有辦法與他人對話；就算在噪音當中也能專注於工作。但聽覺敏感者因爲這種能力較弱，使得他們耳中聽到的聲音都是同等音量，導致難以專注在對話或工作上。

有ASD的上班族K先生（二十八歲）轉調到負責辦活動的部門，在喧鬧的環境中無法聽見別人跟他說話，所有聲音聽在他的耳中都是同等音量。因此，之前也有客人抱怨「明明跟他講話，卻當成沒聽到」。除此之外，K先生也有視覺過度敏感的症狀，許多人在他眼前移動時，他的焦點也會各處游移，讓他感到非常疲倦。

所有聲音聽起來都是相同的音量

看在別人眼中

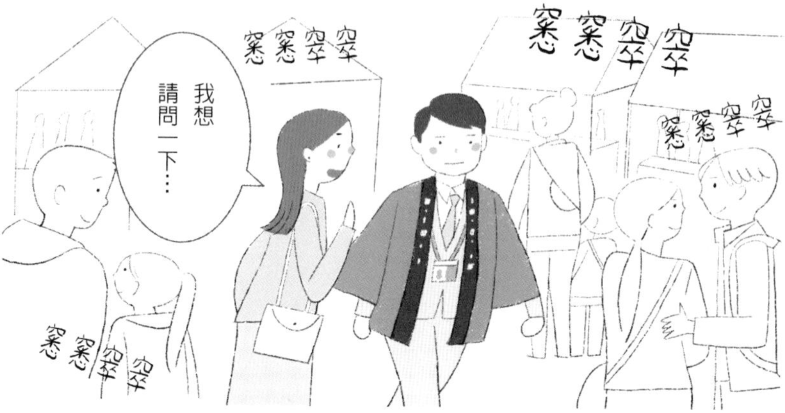

當事人卻…

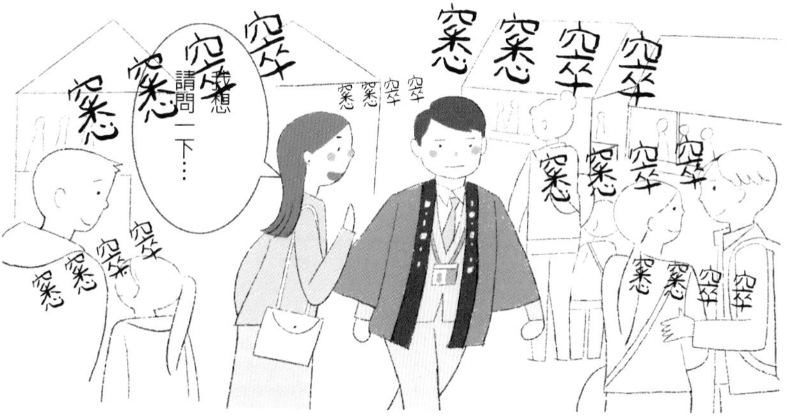

在吵雜的地方無法對話或工作

就算我努力集中注意力，也聽不清楚對方說話的聲音。擔任內勤工作時，如果人太多太吵，我也無法專心聽別人說話或接電話；要是在居酒屋之類的吵雜場所，就連對話都有困難，所以我經常拒絕聚餐的邀約，相當痛苦。（K先生，二十八歲）

吵鬧的地方對當事人是一種折磨。請準備能讓他安靜專注的環境

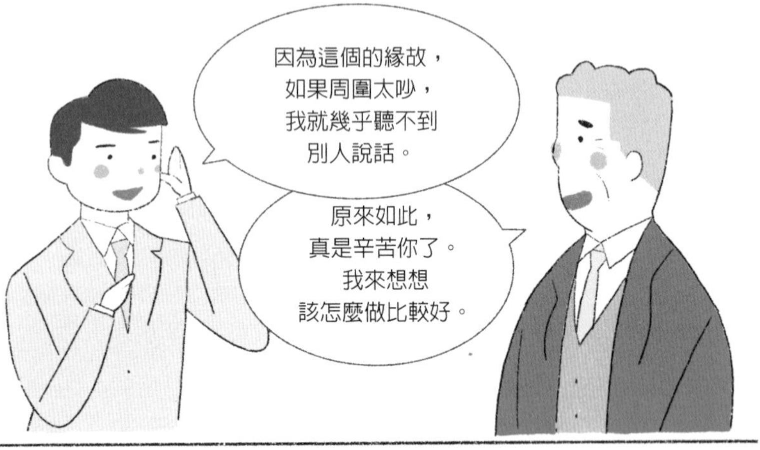
因為這個的緣故，
如果周圍太吵，
我就幾乎聽不到
別人說話。
原來如此，
真是辛苦你了。
我來想想
該怎麼做比較好。

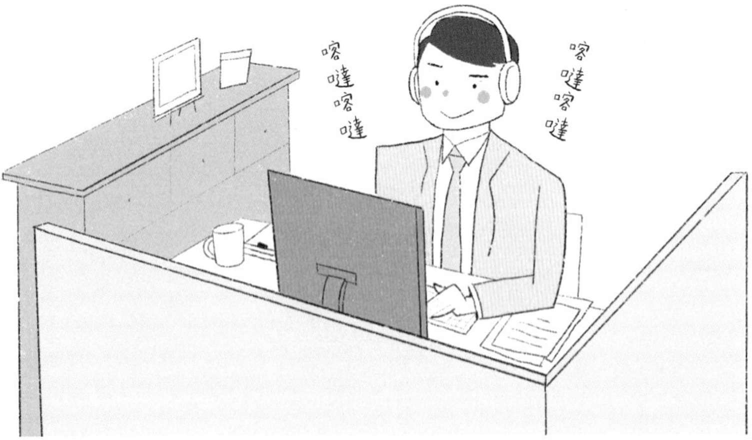
喀噠喀噠
喀噠喀噠

重點！

- 對刺激的敏感反應會持續
- 比一般人容易疲倦

◎周圍的人應該考量環境對當事人的影響

請想像一下所有聲音的音量聽起來都相同的世界。由於感官過度敏感的人會持續對各種刺激做出反應，所以非常容易感到疲倦。理解並考量他們的這項特質是有必要的。

譬如在辦公室裡，盡量將他們的座位安排在安靜的區域、以較少的人數進行會議，或是利用視訊軟體安排線上會議。此外，可以在他們的辦公桌周圍放置隔板，以減少視覺和聽覺的資訊傳入，也可以允許他們使用降噪耳機，爲他們營造刺激較少的環境。事實上，光是不在辦公桌上放電話，就能幫助他們專心。另外，還有些人並未意識到自己的感官過分敏感，因此了解他們會對什麼事情感到痛苦，也能更容易掌握他們的特質。

「我說不定就是?!」給這樣認為的你

生活指引！

儘管我有ADHD，但也很難在吵鬧的環境中對話

主動營造「能安靜專注的環境」

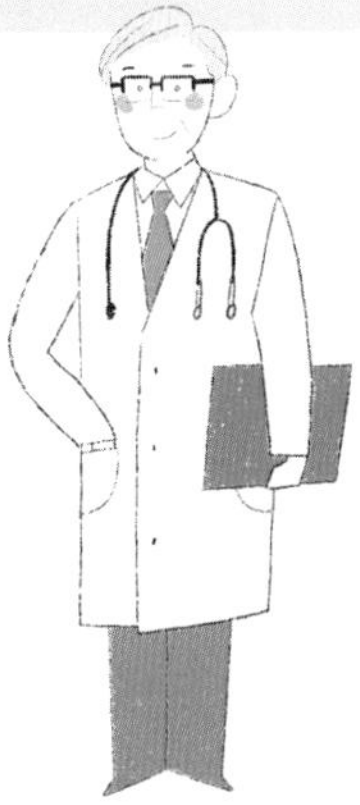

有ADHD的人很難在吵雜的環境中對話或工作。這多半是因為他們的注意力不斷在這些刺激中轉移，難以專注。正如同前面提到的應對措施，現在市面上已經有許多幾乎能完美消除周圍雜音的耳罩式耳機；或是外觀低調，但效果與耳罩式耳機不相上下的入耳式耳機。請務必嘗試並充分利用這些現代文明的成果。

醫師聊天室

2

其他發展障礙與併發症

在為數眾多的發展障礙當中，ADHD 與 ASD 的人數明顯最多

神經發展疾患除了 ADHD 與 ASD，還有學習障礙（SLD）、智能障礙、溝通障礙、發展性協調運動障礙與其他神經發展疾患等。本書之所以只鎖定 ADHD 與 ASD，是因為這兩種障礙的患者人數明顯偏多。以日本為例，據說大約每二十人之中，就有一人有 ADHD；每一百人之中，就有一人有 ASD。

ADHD 與 ASD 有時會表現出相似的症狀，例如「說出不適合這個場合的言論」等，但症狀發生的理由不同。以失言為例，ADHD 通常源自於衝動性，ASD 則源自於溝通障礙。

此外，也有人同時罹患 ADHD 和 ASD，使情況變得更加複雜。舉例來說，有些人既有 ADHD「靜不下來」的特質，也有乍看之下與之相反的 ASD「厭惡改變」的特質。除此之外，有 ADHD 和 ASD 的人還可能合併發展性協調運動障礙、學習障礙、發展性語言障礙等。當情況變得如此複雜時，除非前往醫療機構接受診斷，否則無法知道詳情。因此，如果懷疑自己或孩子有發展障礙，請根據特質的展現方式，考慮前往精神科或兒童心智科尋求協助。

第 3 章

將特質轉變為個人特色！

發展障礙者的優點與強項

發揮發展障礙的特質，
過著積極、有意義的人生

1 ASD篇

發揮「維持同一性」的特質，成為專家

ＡＳＤ患者具有強烈「維持同一性」的傾向，因此多半不會覺得重複做一件事是很痛苦的事。

如果每天都重複做同樣的事情，想必能將工作技能磨練得爐火純青。某些需要這種特質的職人，或許就是值得ＡＳＤ患者追求的工作。

此外，他們能不厭其煩地閱讀瑣碎數據，並擅長分析，因此研究助理之類的工作應該也不錯。

微軟等跨國大型科技公司也很積極僱用發展障礙者，試著給他們發揮特質的空間，例如開發軟體之類的工作。雖然現在的社會多半仍把焦點放在指出發展障礙者的問題所在，但這股風潮或許終究會改變現況。

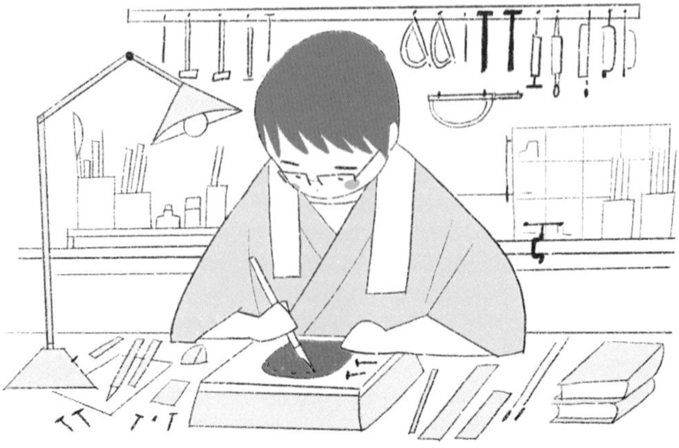

ADHD篇

來自「過動、衝動」的行動力將成為有力的武器

ADHD患者過動與衝動的傾向十分強烈，往往比一般人更加活躍，因此應該善用這項優勢。

實際上，不少企業家和創業者都具備發展障礙的特質。想必正是因為他們發揮了不折不扣的「過動力」，在各種場合尋找新的商機，並發揮行動力與創造力，果敢地付諸實行。

當然，這項優勢在上班族身上也能成為武器；即使是孩子，也能讓他們成為受人仰慕的領導型人物。

只要能比別人更勤奮，並善加利用迅速投入興趣的旺盛行動力，反而更能成為令人欽羨的特質。

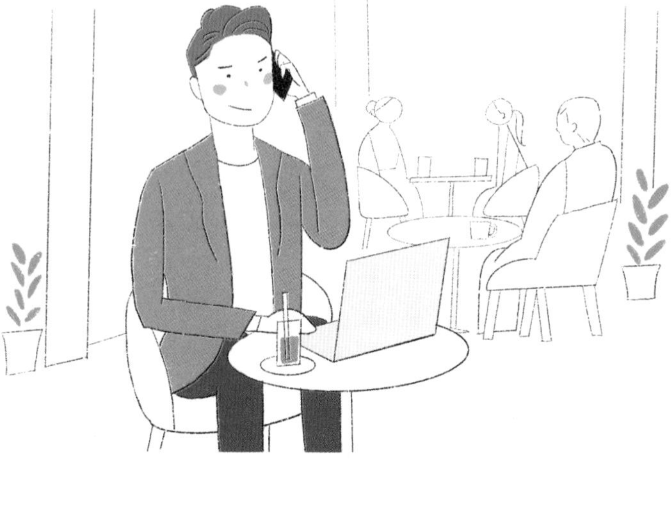

超凡的記憶力將成為一般人所沒有的優勢

雖然過目不忘只是特殊案例，但確實有不少ＡＳＤ患者擁有優異的記憶力。有人認爲這與視覺比聽覺更敏銳，以及感官過度敏感、因此更容易維持記憶有關。

而這種特質應該能在閱讀並整理龐大資料與文獻的工作中發揮優勢。舉例來說，法律及醫療相關領域，或許就能讓他們大顯身手。對特定事物展現的專注力也會成爲助力。

雖然記憶力出色的另一方面，是容易對不愉快的事件耿耿於懷；但反過來看，也具有不忘過去失敗，並在下次記取教訓的優點。這正是一般人所難以具備的優勢。

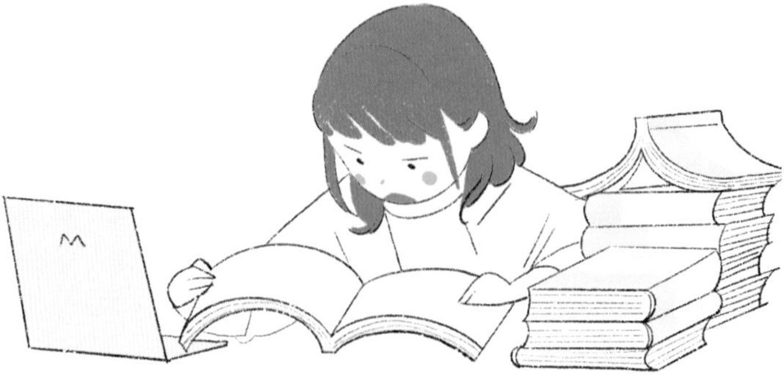

ADHD篇 2

將「不專注」反過來看，就是想像力這項強大的武器

ADHD的特質是缺乏專注力、注意力渙散；但反過來看，就是不執著於一件事，接二連三地追求新事物。擁有這種傾向的人，也可說適合從事以創意決勝負的工作。

缺乏專注力的原因，在於腦中不斷地浮現天馬行空的想法，這種特質也有助於藉由豐富的想像力發掘新創意，並能不墨守成規、不斷想出新方法。

除了創意工作者等特殊職業，許多一般性的職務也很需要創造力。就算只是提案或企畫，只要能在文案撰寫與呈現方式等發揮獨特性，或許就能讓別人另眼相看，覺得「這個人與眾不同」。

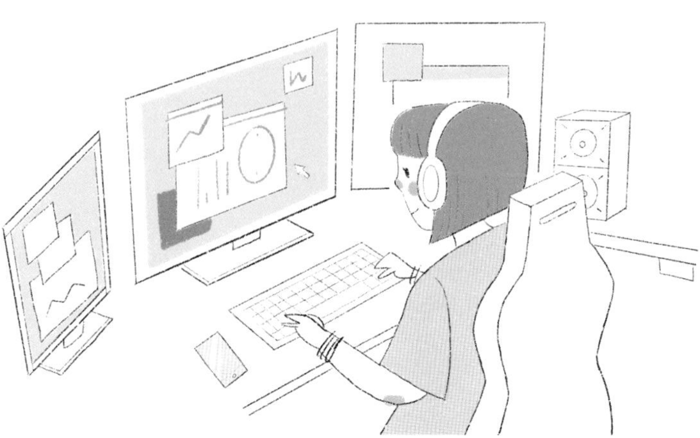

「高敏感」才具備的獨特想法，帶來藝術的感受性

感官過度敏感的人，能發現一般人所難以察覺的細微變化，這種特質也能夠發揮在藝術領域。

舉例來說，視覺敏感者能看見特定的光線或顏色，聽覺敏感者可以聽到一般人所聽不到的聲音，而這些對於藝術創作所必備的獨創性來說，都是很有幫助的。

事實上，歷史上既有喜歡特定的顏色的畫家，也有喜歡融入獨特噪音的音樂家，更有不少名留青史的藝術家，也都被認爲具有發展障礙傾向。和一般人相比，感官敏銳的人更能看見「不同的世界」，因此也可以說他們擁有超越一般品味的感受性。

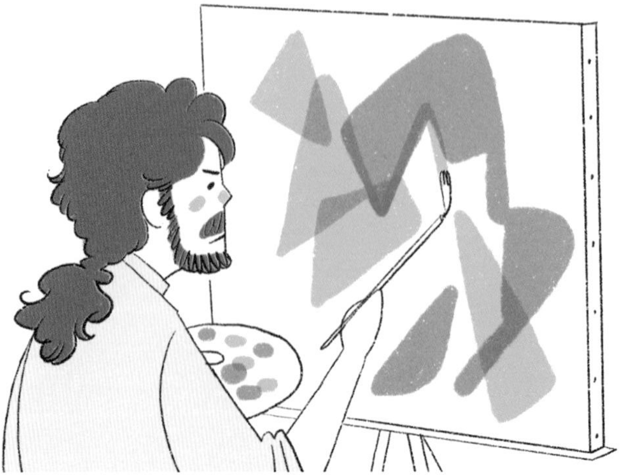

ADHD篇 3

直率、開朗的社交特質，能在許多場合中大顯身手

雖然ADHD患者容易因特質之故引起問題，但另一方面，他們多半開朗、社交性強、人緣好，是大家的開心果。

他們想到什麼就說什麼的特質，也能讓人覺得「表裡如一」「誠實不虛」。此外，雖然也與嚴重程度有關，但談話時可以很快跳到其他主題，有時也被認為是「健談有趣的人」。而儘管他們多半很難專心，但有些人卻能在關鍵時刻展現驚人的專注力，具有「臨場力強大」的傾向。

不少有ADHD的人也善用這些優勢，在志工服務等領域發揮實力。

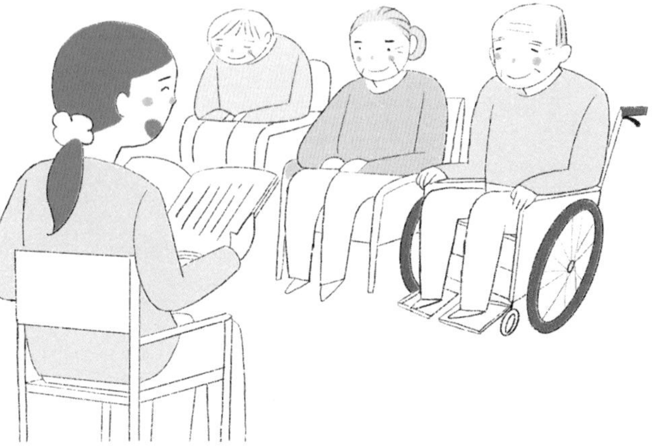

不流於情緒的理性思考，能為組織帶來改革

ＡＳＤ患者具有「除非能在道理上說服他們，否則不願採取行動」的傾向。但換個角度想，就是「不流於情緒，理性思考」的優點。

在日常生活中，人們多半會要求彼此「看場合」。當「如果這麼說，某人一定會反對」之類的顧慮快要冒出來的時候，就需要能從宏觀角度理性思考的人。舉例來說，身爲主管，下定決心即使遭到反彈也要進行業務改革時，這項特質就能發揮作用。而像這種能理性思考的人，也是尋求意見時的珍貴顧問。

無論在公司還是學校，這種「白目」的人都是絕對不可或缺的，不是嗎？

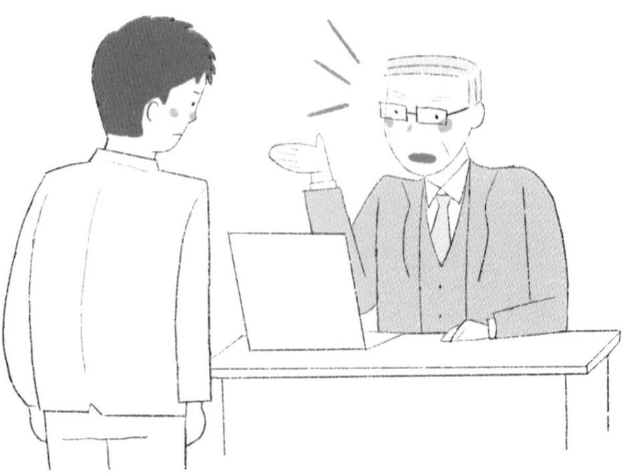

他們的大腦特質是人類進步的原動力?!

據說人類大腦越接近中心的部分就越古老；而最靠近中心的腦幹，負責掌管與生物生存相關的本能行為，總是下達「採取行動」的指令。其外側的大腦邊緣系統掌管情緒的表達，至於更外側的大腦新皮質則掌控認知、語言功能和學習能力等。

一般認為，發展障礙者擁有比一般人功能更強大的腦幹與大腦邊緣系統。有一種說法認為，發展障礙者的這種大腦特質，正是人類文明推進的原動力。

舉例來說，狩獵或捕魚時，ASD優異的記憶力有利於掌握獵物的行蹤，知道什麼時候在哪裡能捕捉到獵物。職人般的氣質致使他們能夠改良工具，從事農耕時，想必也能利用異常敏銳的感官察覺天氣變化。至於ADHD不畏風險、勇於挑戰的特質，或許也與人類的無數創新有關。

在特定領域具有優勢的大腦特質，儘管也意味著局限性，但若能在團體中有效利用，或許就能成為促使人類發展的因素之一。發展障礙者其實更應該反過來感到自豪才是。

那位名人也是發展障礙者！

宜得利控股的董事長似鳥昭雄先生，似乎年過七十才被診斷出患有ＡＤＨＤ。他從小就有注意力渙散的毛病，無法聽別人說話，也不擅長整理，還經常忘東忘西。據說他直到小學四年級時，還不會用漢字寫自己的名字。

即使長大成人後，也歷經了一段很辛苦的過程，才有今天的成就。不過他在某次訪談報導中提到，「多虧了發展障礙，我才得以成功」，讓人印象深刻。他或許認為，ＡＤＨＤ特質中的行動力與發想力，就是讓自己成功的原動力。

近年來，也有不少名人表示自己有發展障礙的傾向，例如經濟評論家勝間和代、樂天集團創辦人三木谷浩史，以及特斯拉總裁伊隆．馬斯克等。當然，我想他們所指的大多是「自己具有發展障礙中的某種特質」；但就算只是具備發展障礙的某種特質與傾向，他們也都活用自己的優勢，在擅長的領域大顯身手。

不論現在或未來，希望你也能在自己想努力的地方，將自身所具備的特質轉變為優勢。

願你身邊那些
眼中所見「稍微與一般人不同」的人，
都能將獨特的個性轉變為優勢
邁向大放異彩的未來。

思銳與壓適妥在腦內的作用方式雖然與前兩者不同，但也都有緩解過動與缺乏專注力等症狀的效果。

ASD 的治療需考量減輕併發症的痛苦

至於 ASD，目前仍沒有獲准使用的直接治療藥物，但由於容易出現併發症，例如憂鬱症、攻擊性和睡眠障礙等，因此醫師多半會開立適用於併發症的藥物，以做為處置。

無論如何，治療發展障礙的藥物不一定需要終生服用。由於孩童時期的症狀往往比成年後更明顯，因此可以透過藥物控制；但是當神經系統隨著年齡成長而發展成熟後，如果症狀也因此緩解，就能選擇減藥，甚至停藥。

當然，若發生在孩子身上，必須仔細判斷其特質與症狀的嚴重程度、內心的痛苦程度等，在尊重當事人與家長意願的情況下，開始藥物治療。

成人如果能在症狀因服藥而減輕時仔細檢視自我，學習能補強其特質的行為，日後即使停藥，也有可能不至於影響對社會的適應力。

除了周遭親友的支持與協助與當事人的努力，也可根據特質的表現方式及當事人的困擾程度，將藥物治療列入可能的選項之一。

醫師聊天室

3

發展障礙該如何治療？

ADHD 的注意力缺乏，可透過藥物緩解

不少精神科診所在治療發展障礙者時，除了心理諮商，也會給予藥物。

目前有幾種藥物獲准使用於 ADHD 的治療，包括利長能、利他能、思有得等長效型派醋甲酯（methylphenidate）藥物；思銳（atomoxetine）、壓適妥（guanfacine）和離胺右旋安非他命（lisdexamfetamine）等藥物（譯注：後兩種在臺灣並無藥物許可）。其中，臨床上最常使用，且最快出現效果的，是長效型派醋甲酯藥物。

長效型派醋甲酯藥物屬於能提升部分大腦功能，且具有興奮效果的藥物，服用後能活化前額葉功能，抑制過動與缺乏專注力的症狀，並提升注意力。

離胺右旋安非他命目前只適用於兒童，但推測具有類似效果。由於這兩種效果顯著的藥物具有類似興奮劑的性質，因此有嚴格的處方限制，只有符合一定標準的醫師才能開立處方。

結語

請將本書當成好用的工具

「爲什麼別人不願意理解我呢？」

「那個人爲什麼會這麼想呢？」

即使是一般人，溝通時也經常出現這樣的想法。我想任何人都能切身感受到，理解彼此的意見與想法、建立互相尊重的關係是多困難的一件事。

「既然如此，大腦擁有特殊性質的發展障礙者，在社會上又有多難生存與痛苦呢？」

「能不能藉由介紹他們眼中的世界，加深大眾對他們的理解，創造共好的社會呢？」

這個想法就是我撰寫本書的初衷。

我想讀到這裡的你，已經充分理解到，發展障礙者絕對不是能力差，也不是人格有問題。他們擁有極大的潛力，只要能善加引導，他們就能發揮與一般人相同、甚至更棒的能力。

因此，藉由周遭人們的理解與幫助，營造適合他們的環境，比什麼都來得重要。我把所有自己想到的方法都寫在本書裡，剩下的，就只要理解「發展障礙者眼中的世界」，並以合適的方式與他們相處，溝通想必就能變得更順暢，覺得困擾的問題也能一一解決。

我深切希望拿起本書的發展障礙者，能了解導致自己活得辛苦的眞相，接受適當的協助、採取對策，多少降低困擾的程度。只要能做到這點，本書的目的就可說幾乎達成了一大半。

但另一方面，我認爲「對發展障礙的認知普及」也開始出現弊端，近年來更是如此。因爲發展障礙逐漸出現在大眾視野裡的緣故，許多問題竟被草率地歸咎於此。

比如說，有些來找我看診的患者，就算告訴他診斷結果「不是發展障礙」，他也不願接受；此外，只要覺得自己的小孩「有點奇怪」，就焦慮地懷疑「我家孩子是不是有發展障礙」的父母也源源不絕。

正如同本書所強調的，發展障礙只是一種「大腦特質」。

即使是一般人，擁有類似發展障礙傾向的人也絕非少數。不如說，看到本書介紹的案例，覺得自己「完全沒有任何一項符合」的人反而更少吧？

當然，即使符合本書所介紹的特質，也不能立刻診斷爲發展障礙。

是發展障礙嗎？

是處在灰色地帶嗎？

是典型發展嗎？

不要被這些診斷的面向所局限，任何人都可能有源於大腦天生特質的煩惱，如果能將本書當成工具並善加利用，將是我最感欣慰的事。

最後，我在撰寫本書時，得到來自東京國際大學的特別研究支援與人力資源、文獻搜尋等莫大協助，在此特別對該校致上深深的謝意。

Eurasian Publishing Group
圓神出版事業機構
用心與你對話．視野無限寬廣
究竟出版社
Athena Press
www.booklife.com.tw reader@mail.eurasian.com.tw

心理 082

秒懂過動與自閉的內心世界

作　　者／岩瀨利郎
譯　　者／林詠純
發 行 人／簡志忠
出 版 者／究竟出版社股份有限公司
地　　址／臺北市南京東路四段 50 號 6 樓之 1
電　　話／（02）2579-6600．2579-8800．2570-3939
傳　　真／（02）2579-0338．2577-3220．2570-3636
副 社 長／陳秋月
副總編輯／賴良珠
責任編輯／林雅萩
校　　對／林雅萩．張雅慧
美術編輯／林韋伶
行銷企畫／陳禹伶．鄭曉薇
印務統籌／劉鳳剛．高榮祥
監　　印／高榮祥
排　　版／陳采淇
經 銷 商／叩應股份有限公司
郵撥帳號／ 18707239
法律顧問／圓神出版事業機構法律顧問　蕭雄淋律師
印　　刷／祥峰印刷廠
2023 年 08 月 初版

定價 320 元　　ISBN 978-986-137-411-6

如果你是透過自己的價值觀、信念和經驗來解釋另一個人的經歷，
就很難確切理解這件事對這個人的影響。
同理心並不是要你問：「在那種情況下我會怎麼做？」
而是：「他們為什麼會那麼做？」
要回答這個問題，你必須確實將自己放進另一個人的腦袋裡，
盡你最大的努力，透過他們的感受、核心價值觀和信念、
性別、年齡和人生教訓來思考。

——《信任溝通》

國家圖書館出版品預行編目資料

秒懂過動與自閉的內心世界／岩瀨利郎 著，林詠純 譯
-- 初版 -- 臺北市：究竟，2023.08，
208 面；14.8×20.8 公分 --（心理：82）
譯自：発達障害の人が見ている世界

ISBN 978-986-137-411-6（平裝）

1.CST：心理發展障礙症 2.CST：過動症

415.988 112010046